70歳が老化の分かれ道

若さを持続する人、一気に衰える人の違い

和田秀樹

詩想社
— 新書 —

まえがき◎70歳は人生の分かれ道

本書は30年以上にわたって高齢者専門の精神科医として医療現場に携わってきた私が、70代という年齢に着目し、これまでの臨床経験、観察経験から、その生き方のヒントを提示しようというものです。

人生100年時代ということが語られて久しくなりましたが、実際に人々、とくに女性は90代まで生きることが当たり前の時代になりました。おそらく今後も医学の進歩が進むでしょうから、100歳というのは夢物語ではなくなることでしょう。

ところが日常生活にまったく制限なく生きていられる健康寿命の延びは、平均寿命の延びに追いついておらず、男女とも75歳に届いていません。

要するに、70代をうまく生きないと、長生きはできてもよぼよぼとしたり、介護を受ける期間の長い高齢者になってしまうということです。

一方で、高齢者というのはとても個人差の大きい年代です。

2016年の時点で、男性の健康寿命の平均は72・14歳、女性は74・79歳ということになっていますが、これはあくまで平均値です。男性でも80歳を過ぎて矍《かく》鑠《しゃく》とした現役の経営者や学者、そしてフルマラソンを走るような人がいる一方で、60代から要介護状態に陥ってしまう人がいます。

ただ、一般的には70歳の時点ではまだ頭も身体もしっかりしているという人が大多数であるはずです。ここで、どのような生き方をするかでいつまで元気で頭のしっかりした高齢者でいられるかが決まってくるのです。

私が長年高齢者とかかわってきて、痛感してきたことはいくつかあります。

気持ちが若く、いろいろなことを続けている人は、長い間若くいられる。

栄養状態のよしあしが、健康長寿でいられるかどうかを決める。

そして、それ以上に重要なのは、人々を長生きさせる医療と、健康でいさせてくれる医療は違うということです。

たとえば、コレステロールというものは長生きの敵のように言われていますが、コレステロールの高い人ほどうつ病になりにくいし、それが男性ホルモンの材料なので、男性ではコレステロールが高い人ほど元気で頭がしっかりしています。

血圧や血糖値にしても、高めのほうが頭がはっきりするので、薬でそれを下げると頭がぼんやりしがちです。また、高血圧や高血糖に対して塩分制限や食事制限が課されることが多いわけですが、生きる楽しみを奪われたり、味気ないものを食べることになるので、元気のないお年寄りになりがちです。

ところが、日本では大規模調査がほとんどなされておらず、この長生きのための医療にしても、それで本当に長生きできるのかははっきりしないのです。実際、コレステロールが高めの人や、太めの人のほうが高齢になってからの死亡率が低いことが明らかになっています。

高齢者をあまり診ていない人による旧来型の医療常識に縛られず、70代をどう生きるかで残りの人生が大きく違うというのが、私の30年以上の臨床経験からの実感です。

もしそれを信じていただき、あれこれと試す気になってくださり（それだけで感情の若さの証拠です）、それらをこれからの人生のヒントにしていただけたら、著者として幸甚このうえありません。

70歳が老化の分かれ道◎目次

第3章

知らないと寿命を縮める 70代の医療とのつき合い方

構成／雲沢丹山
校正／萩原企画

第１章

健康長寿のカギは「70代」にある

いまの70代は、かつての70代とはまったく違う

私はこれまで30年以上にわたって、高齢者専門の医療現場に携わってきましたが、日本人にとっては今後、70代の生き方が、老後生活において非常に重要になってくると考えています。

70代の生き方が、その後、要介護となる時期を遅らせて、生き生きとした生活をどれだけ持続できるかということに、大きくかかわっているからです。

なぜ、70代の生活がその人の晩年のあり方を左右するようになってきたのか、まずはそこから本書を始めようと思います。

現在の70代の人たちは、戦前生まれの人が70代になった頃と比べて、格段に若々

しく、元気になってきました。

戦後の大幅な出生人口増加期に生まれた団塊の世代（１９４７〜１９４９年生まれ）の人たちも、２０２０年にはみな70代になっていますが、この団塊の世代に代表される現在の70代は、少し前までの70代の人とは、大きく違います。身体の健康度、若々しさがまったく違うのです。

たとえば１９８０年当時、60代後半、つまり65〜69歳の人のおよそ10％近くの人が普通に歩行することができませんでした。しかし、２０００年には、正常歩行できない人が２〜３％に激減しています。

私も高齢者を長年診ていますが、かつての70代はそれなりによぼよぼしていましたが、いまの70代はまだまだ元気な人が多く、10歳くらい若返ったような印象です。

このような元気な70代が増えた理由には、第２次世界大戦後の栄養状態の改善が挙げられます。戦後の食糧難にあえぐ日本に、アメリカから余った脱脂粉乳が大量に送り込まれましたが、このころから日本人の栄養状態が改善します。

成長期の栄養状態が改善したことで、日本人の寿命は延び、体格もよくなり、現在の若々しい元気な高齢者を出現させています。

戦後の結核の撲滅については、ストレプトマイシンという抗生物質のおかげだと考えている人も多くいますが、実際はタンパク質を多くとるような栄養状態の改善が、免疫力の向上をもたらしたことによって可能となったのが真相です。

そもそもストレプトマイシンは結核になってからの治療薬であって、それが結核を激減させた理由にはなりません。結核を予防するＢＣＧ接種も、開始されたのは１９５０年ころからです。赤ちゃんのときに接種して、その効果で結核が減るとしても、統計に現れてくるのは少なくとも赤ちゃんが成長した10年後くらい、１９６０年代くらいからになるはずです。

しかし、結核の減少は、１９４７年くらいから始まっています。これは、アメリカからの支援物資による栄養状態の改善時期と一致します。

戦前の日本人も摂取カロリーでいえば、それなりにとっていましたが、タンパク質は驚くほどとっていませんでした。そのため免疫力が低く、結核で亡くなる人が多かったのです。

それが戦後の栄養状態改善で結核が減り、若いときに死ぬ人が激減しました。これによって平均寿命が一気に延びたのです。若くして亡くなる人を減らすことが、平均寿命を延ばす大きな要因になります。

また、それと同時に日本人の体格も向上していきます。男の平均身長が１７０センチを超えたのが、１９７０年前後です。昔は子どもの頃の栄養失調もあって、小さい高齢者がときどきいましたが、いまではほとんどいません。

戦後生まれの人たちはこうして平均寿命を延ばし、体格も立派になって、健康で若々しさを保つようになってきたのです。その先駆けが、いま、70代を迎えている人たちなのです。

もはや70代は現役時代の延長でいられる期間となった

日本よりも栄養状態のよかったアメリカでは、これまでの世代とは違った元気な70代が、日本よりも一足先に社会に登場します。

１９７４年、アメリカの老年学の権威であるシカゴ大学のベルニース・ニューガートンは、それまで65歳以上を高齢者とみなしていた社会に対して、75歳くらいまでは、体力的にも、知的機能的にも中高年とたいして変わらないと提起します。そして、その世代を「ヤング・オールド」と呼びました。

さらに、75歳を過ぎるころから、認知機能が落ちてきたり、病気などで介護が必要な人も出てくる世代ということで、「オールド・オールド」と定義しました。これはのちに、日本における前期高齢者、後期高齢者という考え方につながっていきました。

しかし、ニューガートンがこの考え方を提唱した1970年代当時の日本では、まだ、75歳の日本人たちは、若いころの栄養状態も悪く、身体も小さく、老いるのがいまより早かったのです。そのため、アメリカの高齢者のように元気と言える状況ではありませんでした。

それが1990年代に入ったあたりから、日本でも元気な高齢者が増えてきました。私は1988年から浴風会という高齢者専門の総合病院に勤めていましたが、多くの高齢者を診てくるなかで、次第にニューガートンと同じ考えを持つようになりました。

1997年には、『75歳現役社会論』（NHK出版）という本を著し、そこで、75歳くらいまでは、知的機能や体力、内臓機能など、中高年のころと大差なく、現役時代同様の生活ができるということを説きました。

そして、当時からさらに20年以上が経ったいま、医療はさらに進歩し、70代の人の要介護比率も改善してきています。その現実を踏まえれば、現在の日本では、75

歳ではなく、80歳までは、多くの人が現役時代のような生活を送れる可能性がある社会になってきたと言えるでしょう。

これまでは70代ともなると、大病を患ったり、病院での生活を強いられたり、介護が必要となったりする人もそれなりにいましたが、今後は、自立して多くの人たちが70代を過ごすことになっていきます。70代の10年間は、ある意味、中高年の延長で生活できる期間となったのです。

それは、人生における「最後の活動期」と言ってもいいと思います。70代が活動期になったからこそ、その過ごし方が、80代以降の老いを大きく左右するようになったのです。

70代であれば、身体も動くし、頭もはっきりしていますから、日々の生活の心がけ次第で、80代以降の健やかな生活につながります。

ただ、70代には特有の脆弱さもありますから、放っておいたら衰えは進みます。だから意図的に、心がけることが大事になってきます。どういった心がけで生活をすればいいのかは、第2章以降で述べていきましょう。

「人生１００年時代」に70代はターニングポイント

現代の日本において、70代の過ごし方が重要性を増してきた理由には、超長寿化によって、老いの期間がこれまでより延長するようになってきたという点も挙げられます。

そもそも、前述したように、これまで日本人は、戦後の栄養状態の改善によって、大きく寿命を延ばし、前の世代よりも若々しくなってきました。

かつて漫画『サザエさん』の連載が始まったのは１９４７年ですが、父親の磯野波平は当時、54歳の設定でした。いまの私たちから見ると、どう見ても60代半ばに見えます。それくらい、現代の日本人は若返ってきたのです。

しかし、この栄養状態の改善が、人々の若返りや寿命の延びに寄与してきたのも、

1960年くらいに生まれた人たちまでで終わったと私は考えています。実際、日本人の平均身長の推移も、戦後、急速に伸びてきましたが、ここ20年くらいは伸びが止まっています。もはや栄養状態の改善は、日本全体に行きわたり、そのことが寿命の延びを牽引していくという時代は終わっているのです。

しかし実際にその後も、日本人の平均寿命は延び続け、これからも延びていくと予想されています。これは、医学の進歩がそうさせるのです。

日本人は戦後に劇的に若返ってきた体験をしているので、「人生100年時代」などと言われると、いまよりさらに若返りが可能になり、寿命が延びていくと考える人もいますが、それは正しい認識ではありません。

80歳や90歳になっても、いまの70代の人たちのように元気に活躍できるようになって、人生のゴールがどんどん後ろにずれていくというのは幻想でしかありません。若返るのではなく、医学の進歩によって、「死なない」から超長寿になるというのが「人生100年時代」の実像です。

80歳にもなれば、みな老いに直面することになります。しかし一方で、寿命だけは延びていく。これは、私たちの人生設計を大きく変えることになるかもしれません。これまではせいぜい10年ほどだった「老い」の期間が、15～20年に延長する人生が標準になっていくからです。

今後は、伸長した老いの期間をどう生きるかが重要な課題になっていくでしょう。そして、その延長した老いのあり方を左右するのが、人生終盤の活動期である70代ということになります。

寿命がますます延びていく「人生１００年時代」だからこそ、70代はますます重要性を増してきているのです。

早死にするか、ボケて亡くなるかの時代

前項で老いの期間が延びていくと述べましたが、実際にどのような晩年が私たちに待っているのかを具体的に考えてみましょう。

私たちはこれまで、医学の進歩によって病気を克服し、寿命を延ばしてきました。たとえば、結核を克服したときには、日本人の平均寿命は20年ほど延びました。

現代医学は日々、ものすごいスピードで進歩していますので、近い将来には、がんの治療法が見つかる可能性もあります。もし、がんを克服できたら、平均寿命は5年ほど延びるのではないでしょうか。

かつて夢の新薬と話題となったオプジーボも、その効果は限定的なものであることがわかってきましたが、今後、別のタイプの薬が開発され、免疫の活性を上げる

治療法が確立されるようになると、がんが克服されることも十分考えられます。

ｉＰＳ細胞に関する研究の進捗も、非常に期待されるところです。ｉＰＳ細胞とは、身体のさまざまな組織、臓器の細胞に分化することができる万能細胞です。つまり、この技術が進めば、老化した臓器を若返らせるようなことが可能となってきます。

たとえば、動脈硬化の見られるところに、この細胞を生着させて、古くなった血管を若い血管に再生させることができるようになるかもしれません。骨の細胞を再生して、骨粗しょう症を治療することもできるかもしれません。

すでに、眼科の治療においては、網膜の再生に実用化されていますので、あとはコストの問題ですが、近い将来に、ｉＰＳ細胞を使ったさまざまな再生技術と治療法が一般化することは十分考えられます。

このような医学の進歩が、死に至るような病気を克服し、今後、私たちの寿命を延ばしていくと考えられます。

しかし、ここで大きな問題があります。医学の進歩が、がんや心疾患、脳血管疾患といった三大成人病をある程度克服し、また、iPS細胞を使った治療が開発されて、どのような臓器も新品に再生して若返らせることができたとしても、脳の老化を止めたり、脳を再生したりすることはできないという点です。

私たちの身体は、肝臓や腎臓、肌なども、その細胞は細胞分裂をしていて、時間とともに新しい細胞に入れ替わっていきます。しかし、唯一、脳だけは原則的に新しい細胞をつくらない臓器なのです。脳の神経細胞は、細胞分裂をしないで、同じ細胞をずっと使い続けます。

そのため、脳の神経細胞にiPS細胞をばらまいても、そこで分裂が起こり、新しい脳神経細胞がつくられるかどうかはわかりません。

もし仮に、新しい脳神経細胞ができて、古い細胞にとってかわったとしても、それは、これまでのデータが書き込まれていないまっさらな脳になってしまいます。

当然、新しい神経細胞に、これまでのデータを書き写す技術が必要となってきますが、いまのところ、そのような技術は実現不可能です。

私たちが「学習」とみなしていることも、脳の中ではタンパク質が変性するなど、なんらかの変化が起こっているはずですので、それらを解明して、再生した新しい脳神経細胞に、これまでのデータを移行することもいずれ可能になるかもしれません。しかしそれは、ずっと先のことになるはずで、少なくとも私たちの生きている間は不可能でしょう。

脳の老化にともなうアルツハイマー病についても、世界で多くの人たちが研究をしていますが、いまだに治療法はわかっていません。

まだ、仮説の段階ですが、脳の中でアミロイドという物質がたまることによって、アルツハイマー病が引き起こされると考えられていて、そのアミロイドの産生、蓄積を止める薬が開発できれば根本的な治療法になるとみられています。

しかし、この治療薬の治験は、20年、30年前から行っていて、動物実験では多少は成功した例もあるようですが、人間にはほとんどうまくいかず、いくつかの会社はすでに研究から撤退しています。つまり、脳の老化を止めるということは、それほど難しいことなのです。ようやくそのような薬がアメリカで認可を受けたという話も出てきましたが、それでもその薬は、かなり高額のものです。

いずれにせよ、医学の進歩が大きな病気を克服し、さまざまな臓器を若返らせたとしても、結局人は、脳から老いていくことを避けることができないのです。

私が高齢者専門の浴風会病院に勤めていたときは、亡くなられた方々の病理解剖の報告に毎週、接していましたが、そのときにわかったのは、85歳以上の方で、アルツハイマー型認知症の変性が脳にない方はいないということでした。

つまり、それくらいの年齢になると、脳は確実に老いていきます。軽重の差はあっても、85歳を過ぎればみな、脳の病理としてはアルツハイマーになっていることが普通なのです。

寿命が今後100歳近くまで延びていくということは、身体のほうはある程度、健康が保たれるようになっていく一方で、脳の健康はそのように保てないというアンバランスを生んでいきます。結果的に、認知症などとつき合いながら過ごす老いの期間が延びていくという晩年をもたらします。

私が医学部を卒業した1985年前後は、アルツハイマーにかかったら5、6年で死ぬ病気とされていましたが、いまでは、10年生きることも普通です。それが今後は、もっと長くなっていくと考えられます。

嫌な言い方をすると、寿命が延びていくこれからの時代は、事故や、まだ解明できていない病気で早死にするか、１００歳近くまで長生きをしてボケて亡くなるかのどちらかという時代になってくるはずです。私たちの人生の晩年は、大きく変わろうとしているのです。

70代は老いと闘える最後のチャンス

長い老いの期間を健やかに過ごすためには、まず、脳の機能をいかに80代以降も保つかが重要です。あわせて、70代のときにもっている運動機能を、いかに長持ちさせるかということも大切になってきます。

カギとなるのが、70代の過ごし方です。70代前半までであれば、認知症や要介護となっている人は、まだ1割もいません。けがをしたり、大病を患ったりしていなければ、中高年時代のように、たいていのことはできるはずです。

この人生終盤の活動期に努力して過ごすことで、身体も脳も、若さを保つことができますし、その後、要介護となる時期を遅らせることも可能になるのです。元気な80代へとソフトランディングしていくためには、とても大切な時期と言えます。

ただ、みなさんにわかってほしいのは、私は一生、老いに抵抗したり、闘い続けることをお勧めしているわけではないということです。

たしかに現在のアンチエイジング医療の進歩は目覚ましいものがあり、外見においても、70代くらいまでは現役時代とさほど変化がない状態を保つことができるようになってきています。

しかし結局、それが可能なのも、80代くらいまでのことでしょう。80代を過ぎれば、必ずみな老いていきます。老いを完全に止めることはできないのです。

「人生100年時代」が目前に迫った私たちは、今後は、「老い」を2つの時期に分けて考えることが求められていると私は考えています。

それは70代の「老いと闘う時期」と、80代以降の「老いを受け入れる時期」の2つです。

どんなに抗《あらが》おうと、老いを受け入れざるを得ない時期が、80代以降に必ずやってきます。それなのに、いつまでも若さを求めて老いと闘っていては、結局、挫折感しかもたらさないのではないでしょうか。

80代になり、85歳を過ぎたくらいからは、誰かの手を借りることも多くなってきます。そのときこそ、ありのままの自分の老いを、受け入れる時期と考えたほうがいいでしょう。そうでなければ、その後の15～20年ほどに延長した「老いの期間」を生きていくことはとてもつらいものになってしまいます。

寿命が100歳近くにまで延びていくと、寝たきりで老衰で亡くなるというケースが一般的になっていきます。誰もが高い確率でそのような晩年を迎えるのですから、「老い」を忌避して生きていくことのほうが不自然なことです。

80歳を過ぎて老いた自分に失望したり、「老い」を嫌悪したりする必要はないのです。むしろ、大病で命を落とすこともなく、事故にあうこともなく、天寿をまっとうしているからこそ、老いに直面していると考えてもいいのではないでしょうか。80歳を過ぎたら、老いていく自然の成り行きを受け入れる時期と言えるでしょう。

その一方で、70代においては、人々はより元気になり、まだまだ老いと闘うことのできる時期と言えるでしょう。元気でいようと努力することは、70代においては効果もありますし、意味があることだと私は考えています。

「老い」の受け止め方は人それぞれですし、若々しくいたいなどとは思わない。ありのまま自然に老いていくことがいちばんだと考える人ももちろんいます。老いの過ごし方、受け止め方に、正解などありませんし、人それぞれ自由でいいわけです。

ただ、80代になっても元気さを長く保ちたい、生活の質を維持したい、身体もある程度動けるほうがいいし、頭もはっきりしているほうがいいと考えるなら、70代はまだまだ老いと闘える最後のチャンスだということです。このときの日々の努力が、その後の80代のあり方を大きく左右するものとなっていくのです。

努力したかどうかが、あとあと大きな差になる

今後、訪れるであろう超長寿社会は、少子化も相まって、高齢者が社会のマジョリティとなる社会です。たとえば、２０６０年には、日本国民の約２・５人に１人が65歳以上の高齢者になると予測されています。

これを、年寄りばかりの「単一的」な社会とイメージするかもしれませんが、実際は、いまよりもより多様性に満ちた社会となるはずです。高齢者が増えるということは、それ以外の年代の人たちが多い社会と比べて、多様なものにならざるを得ないのです。

たとえば、普通の小学生を例にみてみましょう。一般的な小学校であれば、超優等生と超劣等生とのＩＱの差があったとしても、せいぜい80から１２０くらいの幅

に収まるでしょう。50メートル走をやっても、速い子で6秒とか7秒、遅い子でも、15秒あれば走れるでしょう。それぞれの能力の差といっても、高齢者でなければ、その程度のものなのです。

しかし、高齢者の現実は、80歳で認知症が進んで会話がままならない人がいる一方で、それなりにこれまでの仕事や知的な活動を続けられる人がいたり、ノーベル賞をもらって立派なスピーチができる人さえいます。

寝たきりになってしまったり、日常生活動作の介助の必要な人もいますが、毎日、散歩ができたり、水泳やゴルフなどスポーツを楽しめる80歳の人もいます。

つまり、高齢者のほうが、身体能力や脳機能において、個人差が格段に広がっているのです。その高齢者が大多数となっていくこれからの社会は、まさに多様性に満ちた社会となるはずです。このような「健康格差」が生じるということが、これからの社会の特徴となります。

若い人であれば、10日間ほど病気で寝込んだとしても、治ったあとは、すぐに元の生活に戻っていくことができるはずです。

しかし、高齢者ともなると、そうはいきません。10日間も寝込んでしまえば、運動機能は一気に衰えます。脳の機能も、ずっとベッドの中にいては、急速に衰えてしまいます。

それほど高齢者にとっては、脳機能、運動機能を維持するために、「使い続ける」ということが重要なのです。

個々の能力差が大きくなっていく超長寿社会においては、その維持するための努力をしたかどうかが、その後の大きな差となって現れてきます。使い続けようという意識や心がけが、誰にとってもますます重要となってくると言えます。

一気に老け込まないために、いちばん必要なもの

いまの70代は若々しくなってきたとはいえ、この年代ならではのリスクもたくさん抱えています。その最たるものが、「意欲の低下」です。

脳機能、運動機能の維持には、「使い続ける」ことが重要であるとは前述しました。たとえば、40代、50代の人が何もせずゴロゴロと生活したとしても、足腰や脳機能が衰えることはまずありませんが、70代の人がそれをやるとすぐに運動機能、脳機能は衰えてしまいます。

70代というのは、意欲的に身体を動かしたり、頭を使ったりしないと、すぐに要介護になってしまうというリスクがあるのです。

これは多くの高齢者自身もわかっていることではありますが、実際に、「使い続

ける」ことを実践できる人はそう多くありません。

なぜなら、頭では理解していても、70代になってくると、意欲の低下が進み、活動のレベルが低下してくるからです。何事にもやる気がわかず、興味がもてなくなって、人に会うこともおっくうになり、出不精になる傾向も出てきます。

こういった「意欲の低下」は、脳の前頭葉の老化と、男性ホルモンの減少が主な原因となって引き起こされます。前頭葉の萎縮については、実は40代からすでに始まっていて、それが70代ともなると本格化してきます。そこに男性の場合は、男性ホルモンの減少も進んできますので、それが行動意欲の低下となって現れてきます。

実は、この「意欲の低下」こそが、老化でいちばん怖いことなのです。病気やケガをきっかけに老《ふ》け込んでいくということもありますが、加齢とともに老け込んでいくというときは、意欲の減退が要因となって一気に年老いていくのです。

結局、どんなに身体を動かそう、脳機能を使おうと思っても、意欲がついてこないから、いろいろな活動をすることがおっくうで不活発になり、もっている機能が維持できなくなってくるのです。

こうした「意欲の低下」が顕著となってくるのが、まさに70代と言えます。つまり、70代から80代に向けて元気に過ごすことができるかどうかは、70代においていかに「意欲の低下」を防ぐかにかかっています。

「意欲の低下」を防ぐには、日々の生活のなかで、前頭葉の機能と、男性ホルモンを活性化させることがとても重要になってきます。

前頭葉とは、大脳の前方部分のことで、意欲や思考、創造などにかかわっている部分です。また、男性ホルモンも、性機能だけではなく、他者への関心や意欲にもかかわっています。この２つの要素が、若いときのように維持できていると、日常の活動レベルを保つことができ、老化を遅らせて、若々しくいることができるのです。

どういった生活を送れば、前頭葉と男性ホルモンが活性化できるのかは、本書の第２章で具体的に述べていきます。

70代には
さまざまなリスクがある

「意欲の低下」以外にも、70代を襲うリスクにはさまざまなものがあります。もっともわかりやすいのは、病気やケガなどの健康上の問題です。大きな病気や、転倒によるケガなどから、70代の人が一気に老け込んでしまうということはよくあることです。

がんや脳梗塞などの人もこの年代は増えてきますので、そういった病気にどう対処するかが重要になってきます。

手術をするか、しないか。どういった検査をするか、どういった治療をするかといった、医療とのかかわり方において、重大な決断を迫られることもでてきます。

本書でも第3章で、70代にとっての医療とのかかわり方、病気とのかかわり方を述べています。

意外に知られてはいませんが、うつ病も70代の大きなリスクです。うつになると、如実に身体を動かすことがおっくうになり、外にも出なくなります。たとえば、以前は頻繁に参加していた趣味の集まりや、顔見知りが集まる高齢者の「いこいの家」のような場所にいくら誘っても、絶対に行かないというようなことも起こってきます。

食欲も確実に落ちるので、みるみるやせてしまいます。それも脂肪が落ちるのではなく、筋肉から落ちるという最悪の状況をたどるので、うつになると一気に老け込んでしまうのです。

女性の場合は、女性ホルモンが減少してきますので、さらに骨粗しょう症の人も増えてきます。

なんらかの持病がある人が70代では増えてきますので、医療とのかかわり方がその後の80代を左右する大きなポイントとなってきます。

健康問題だけでなく、日々の生活面でも、70代は多くのリスクに囲まれています。

長寿社会が進んだことで、これまで60代で迎えていた仕事からのリタイアも、今後は70代でリタイアする人が増えてくるはずです。

介護についても、70代の子が親を介護するケースや、70歳を過ぎて、親との死別を経験するということも多くなるでしょう。

長寿化によって、これまでは60代で迎えていたような人生のさまざまな節目を、70代になってから経験するケースが増えるはずです。これらの節目は、生活環境が一変する可能性があるという意味で、その後の老い方を大きく左右する危険性をはらんでいます。

人生の節目をどう乗り越えていくかという意味でも、70代をどのように過ごすかが大事になってきていると言えます。

70代に身につける「習慣」が、その後の人生を救う

これまで述べてきたとおり、70代にとって重要なのは、身体機能も脳機能もいまもっているものを使い続けることです。70代の時期に意図的に使い続けていれば、80代、90代になって要介護となる時期を遅らせることができます。

まずは、活動レベルを落とさないよう、「意欲の低下」を避け、前頭葉と男性ホルモンの活性化を促す必要があります。

そして、意欲レベルの維持と同時に、70代にとっては、使い続ける「習慣づくり」が大切になります。

なぜ70代にとって「習慣づくり」が大事かというと、多くの人が70代前後で仕事からリタイアするからです。

働いているときであれば、ルーティンがあるので、必然的に活動せざるを得ませんが、リタイアをしてしまうと、これといって身体を動かしたり、頭を使ったりする理由がなくなってしまいます。

つまり、この時期から、意図的に身体を動かそう、脳を使おうと習慣化しないと、運動機能も脳機能も使い続けることはできないということです。

また、もう1つ、70代の習慣づくりが大事な理由があります。それは、70代で始めた習慣は80代以降も生涯にわたって続くということです。

たとえば、70代で日ごろから歩こうと心がけて、散歩の習慣がついた人は、それを80歳になっても続けるものです。

水泳をしよう、山登りをしようと70代のときに決めて習慣化した人は、80歳になっても、体力のある限りは続けるでしょう。山登りができなくなっても、それに代わる何かをやって、身体を動かそうという心がけだけは生涯続くに違いありません。

運動だけでなく、観劇や絵画、囲碁将棋、俳句などの趣味の活動でも、70代で習慣化しているものは、80代になってそれをやめるということはなかなかありません。

つまり、70代でつくった運動機能や脳機能を維持することに役立つ習慣は、一生涯にわたって続くことが多いのです。だから、70代で意図的によい習慣をつけることが大事なのです。

もし、70代のうちに何もしなかったら、80代になってから新たな習慣をつくることは、かなり難しいと思います。身体機能は70代のころよりも落ちていますし、新しいことを始めようという意欲の面でも減退しているからです。

だからこそ、現役時代に近い身体機能や意欲のある70代のうちに、よい習慣をつけることが大切なのです。

よく、会社勤めをしていたときはゴルフをしていたが、定年をしたら自腹では行けないのでやめようと考えている人もいますが、そういった身体を動かすよい習慣がすでにあるのなら、それは70代になってもできるだけ続けたほうがいいのです。いまならゴルフ場でも価格破壊が起こっていますから、平日であれば、かなり安くプレーすることもできるでしょう。

70代の人たちは、放っておけば何もせず、すぐに老け込んでいく危険性をもっています。だからこそ、機能維持のために意図的に振る舞うことが大切になってきます。このタイミングで、意識してよい習慣をつけることで、80代も元気さを保つことができるのです。

第２章

老いを遅らせる
70代の生活

何事においても、「引退」などしてはいけない

要介護となる時期をなるべく遅らせて、80代以降も元気に過ごすためには、最後の活動期である70代の過ごし方がカギになります。この章では、70代の人がどのような生活を心がければいいのかをみていきましょう。

定年延長や定年後の再雇用など、高齢になっても働く環境が整備されつつありますが、それでも、70代ともなれば、いままで勤めていた会社を退職している人が多いのではないでしょうか。

70代に一気に老け込む人の典型は、仕事をリタイアしたときから、一切の活動をいっぺんにやめてしまうというケースです。これまで懸命に働いてきたのだから、

退職したらもう何もせず家でゴロゴロ過ごしたいと、指折り退職の日を待っている人もいます。

しかし、70歳まで現役で仕事をしていた人が、退職後の生活に何をやるのかを考えることもなくリタイアすると、一気に老け込んでしまうことが多いのです。

働いているときは、デスクワークのような仕事であっても、通勤などで思っている以上に身体を使っているものです。それなのに、退職してから家にこもりがちになってしまうと、70代の人なら1ヵ月もすれば、運動機能はずいぶんと落ちてしまいます。

また、脳機能の面でも、働いていれば、日々、それなりの知的活動や他者とのコミュニケーションがあり、さまざまな出来事にも遭遇することになりますが、ただ家で過ごしているだけでは、そういった脳の活動はなくなり、認知症のリスクが高まっていきます。

特に、前頭葉の老化が一気に進んでしまいます。前頭葉とは、創造性や他者への共感、想定外のことに対処するといった機能をもつ部分です。ここが老化していくと、何事にも意欲がなくなり、活動することがおっくうになって、運動機能の低下と脳の老化にさらに拍車がかかります。見た目の印象でも、はつらつとしたところが失われた、元気のない老人に変貌してしまうのです。

そうならないためにも、退職を迎えたら、これまでの仕事の代わりに次に何をやるのか、準備をしておくことが大切です。退職して、しばらくゆっくりしてから次のことは考えようなどと思っていると、いつの間にか、ダラダラと過ごす生活に流されて、それが習慣になってしまうということもあります。

70代は元気とはいえ、前頭葉の老化はすでに40代から進んでいます。歳をとるほど、意欲が低下していくのは自然のことで、そもそも70代になれば意欲が若いころより低下していることが普通です。家にこもるような不活発な生活スタイルを自然にしがちな年齢でもありますので、意識して退職後の活動を決めておくことが大切です。

現在は年金も少ないですから、何か新しい仕事を始めるということも、ひとつの選択肢でしょう。金銭的な面だけでなく、老化を遅らせるという面からみても、退職後に、また新たな職場で働き始めるということはとてもいいことです。

歳をとったら隠居生活もいいものだ、と考えている人ももちろんいるでしょう。しかし、70歳を過ぎてそのような生活に入ってしまうと、一気に脳機能、運動機能を老化させてしまうリスクがあることを十分に理解しておいてください。

寿命が延びて、90歳、１００歳まで生きるようなこれからの時代は、歳をとったので「引退する」という考え方自体が、老後生活のリスクになります。引退などと考えず、いつまでも現役の市民であろうとすることが、老化を遅らせて、長い晩年を元気に過ごす秘訣です。

たとえば、何かの商店主をやっている人、建築士や税理士など資格をもって70代まで仕事をやってきたような人が、「○歳を機に仕事を辞める」というようなことがありますが、そのような選択はけっして得策ではありません。

農業や漁業、職人のような仕事もそうですが、自分が辞めると決めない限り、続けられるような仕事であるなら、身体がもつ限り、できる範囲で一生続けることが老化を遅らせるいい方法です。

勤め人であっても、役職からは年齢によって外されることもあるかもしれませんが、「働く」ということからは、引退する必要などありません。アルバイトや契約社員など、どのような形態であっても、「仕事」を通して社会とのかかわりをもち続けることが、活動レベルを落とさず、若々しくいる秘訣だと私は思います。

退職後も社会とかかわっていくという意味では、もちろん「仕事」がすべてではありません。町内会の役員や、マンションの管理組合の役員、趣味の集まりの役職などでもいいのです。ボランティア活動も、退職後の社会参加としてはひとつの選択肢です。

誰かと協働し、誰かの役に立ったり、誰かに必要とされていると感じることは、いつまでも現役意識を維持することに大いに役立つはずです。

70代になったら、ことさら「引退」などということは考えず、現役の意識を維持することが大切です。それが、一気に老け込むことを防いでくれます。

働くことは、老化防止の最高の薬

働き続けることが、私たちの老化を遅らせ、いつまでも若々しくいさせてくれるとは前述しましたが、そのことはデータでも裏づけられています。

長野県はかつて、都道府県のなかでも平均寿命のデータは下位に位置していましたが、1975年に男性が全国第4位となり、その後上昇しはじめ、1990年以降、全国1位を何度も記録しています。

女性においても、2010年の調査で第1位となり、男女ともに平均寿命の都道府県ナンバーワンになりました。厚生労働省の最新の発表である2015年の調査結果でも、男性が81・75歳で全国第2位、女性が87・67歳で第1位です。

これほどまでになぜ、長野県が長寿県なのか、さまざまな推測がなされました。

長野県には、イナゴや蜂の子などの昆虫を食べる習慣があるからだとか、地形的に山間部が多く、山道をよく歩いて足腰が鍛えられているからだといった理由が挙げられたこともあります。

しかし、近年では、昆虫を食べることも減ってきていますし、自動車の普及が進み、山道を歩くことも少なくなってきていますので、この仮説にはあまり説得力がありません。

私は本当の理由は、長野県の高齢者の就業率にあるのではないかと考えています。長野県はこれまで、高齢者就業率において都道府県ナンバーワンを何度も記録しています。

総務省統計局発表の最新のデータでも、２０１７年10月1日現在、高齢者の有業率は長野県の男性が41・６％で全国第1位。女性も21・６％で第1位です。私は少なくとも男性においては、この就業率の高さが平均寿命の高さに反映していると考えています。

家にこもることなく、働くことが運動機能、脳機能の老化を遅らせ、高齢者の寿命を延ばしているのだと考えます。

このことは、沖縄の平均寿命と就業率の関係からも見て取れます。沖縄県は長寿県のようなイメージがありますが、実際は、女性は長寿ですが、男性の平均寿命は全都道府県中30位以降にあり、全国平均を下回っています。先ほどの厚生労働省の２０１５年の調査でも、全国36位という下位に位置しています。一方、女性のほうは全国で７位という好位置にいます。

なぜ、沖縄の男性と女性は、ほぼ同じような遺伝子をもち、同様の気候風土のなかで生活しているにもかかわらず、これほどまで平均寿命が違うのか。私はその理由も、就業率に隠されているのではないかと考えています。

沖縄県の男性高齢者の有業率は、全国最下位なのです。このことが、男性の平均寿命を下げている要因のひとつではないかと見ています。女性の場合は若いときから専業主婦の人もいますし、高齢になっても、家事を一手に担っている場合もあるので、就業率自体が男性ほど寿命に影響を及ぼさないのかもしれません。

しかし、男性においては、働いているかどうかが、平均寿命の長さにかなり影響していると考えられます。

長野県では高齢者1人当たりの医療費が、全国最低レベルという調査結果もあります。つまり、歳をとっても元気な人が多いのです。

働き続けるということが、高齢になっても活動レベルを落とさない手っ取り早い方法なのです。そのことが、身体や脳の老化を遅らせることに役立ち、元気な70代、80代を可能にしてくれます。

ただし、歳をとってからの働き方は、若いときのものとは変えるべきだと私は思います。お金や効率だけを求めるような働き方から、自分の経験や知識を生かして、誰かを助け、社会の役に立つということに価値を置いてもいいのではないでしょうか。

失敗学を提唱する東大名誉教授の畑村洋太郎さんは、今後は定年退職した人が就ける本当の意味での「相談役」というポストを企業はつくったらいいと言っていました。現在、相談役というと、取締役を退任した人のポストであり、偉そうにしているだけで、本当の相談相手にはなっていません。そうではなく、本当に相談のできる相談役をつくったらどうかという提案です。

定年退職した人がそのポストに就き、仕事上の悩み事、人間関係の悩み、モラハラ、パワハラ問題などを抱えた社員の相談相手になるのです。定年退職をした人ですから、社内の利害関係もありませんし、自分の経験を踏まえて、若い人たちに有益なアドバイスを送ることもできます。

場合によっては、「部長には私から言っておいてあげるよ」などと、これまでの人間関係を生かして、問題を丸く収めることもできるかもしれません。これは働く人たちのメンタルヘルス的にも、とてもいいアイデアだと私も思いました。

高齢になれば、自分の経験や知識を誰かのために生かすという働き方もあるのです。お金ばかりを求めていても、歳をとれば若いときのような成果を得ることはだんだん難しくなっていきます。思ったように働けないことも増えてきます。そんなとき、自分が無価値な存在になってしまったと落胆する人もいます。

しかし、どれくらい稼ぐかとか、どれくらいの成果を上げるかといったことは、働くということのある一面にしかすぎません。どれくらい社会の役に立っているのかといった視点があってもいいですし、高齢になればそういった価値観に軸足を移して働いてもいいと私は考えます。

どんなことでもいいから、ほんの少しでも社会にかかわったり、何かの役に立つことは、誰にでもできるはずです。そのことに価値を見いだし、高齢になっても働き続けることが、老化防止の最良の薬になるのではないかと私は考えています。

運転免許は返納してはいけない

70代になったら、「引退」など考えてはいけないと前述しました。どのようなものであっても「引退」には、生活環境の変化がともなうものです。高齢者にとっては、生活環境がガラッと変わることは大きなリスクになってきます。

環境の変化が、これまでの元気な生活を支えていたルーティンを破壊し、日々の活動レベルを低下させることが往々にして起こるのです。この活動レベルの低下が、これまで機能していた運動能力や脳の働きを廃《すた》れさせてしまいます。

自動車の運転においても、引退などしてはいけません。最近は、高齢者の運転に対して、危険であるかのような風潮が広がっていて、免許の自主返納などといったことまで始まっています。

しかし、高齢になっても運転をやめたりしないことが、元気な高齢者でいるためには大切なことです。

交通の便がいい都会に住んでいる人なら、自動車の運転をやめたとしても、他の移動手段があると思います。

しかし、地方にいて、外出の際には常に車を運転していたような人が運転免許を返してしまうと、ほとんど外に出ることができなくなってしまい、2~3年で要介護状態になったり、認知症のような状態になったりする可能性が高まります。

車が運転できれば、ちょっとしたことでも外出する機会は確実に増えます。最近では地方にもショッピングモールや大型スーパーが進出していますので、買い物に車で行っても施設内をかなり歩くので、いい運動になります。

そういったお店には近隣住民が集まりますので、知り合いに出会って話し込むこともあるでしょう。フードコートに行けば、いろいろなメニューが用意されていて、バリエーション豊かな食事ができます。

それが運転免許を返してしまって、家にこもり、誰とも会わず過ごすような生活になってしまうと、運動機能も脳機能も簡単に衰えてしまいます。

筑波大学などの研究チームが２０１９年に公表した調査結果でも、そのことは裏づけられています。

この研究チームは、愛知県の65歳以上の男女２８００人を追跡調査しました。２００６〜２００７年時点で要介護認定を受けておらず、運転をしている人に10年８月の時点で運転を続けているかあらためて聞き、認知機能を含めた健康状態を調べ、さらに16年11月まで追跡して、運転継続と要介護認定との関係を分析したのです。

病気になったり、認知機能が落ちたりして運転ができなくなった例は除いて、統計学的に調整して分析をしました。

その結果、10年時点で運転をやめていた人は、運転を続けた人に比べて、16年には要介護となるリスクが２・０９倍にもなったのです。

この調査結果では、運転をやめてからは移動に電車やバス、自転車を利用していたという人の要介護リスクも調べていますが、その人たちでも、運転を続けた人に比べて１・６９倍の要介護リスクとなっています。

他の移動手段を使っていたという人でさえ、運転をやめたことの生活へのダメージは大きく、活動量は落ちてしまったのだと思います。運転免許を取り上げられると、活動しようという積極性や意欲の面でも萎《な》えさせてしまうのです。

たかだか車の運転と思われるかもしれませんが、それをやめたことの影響で要介護リスクが2倍も変わるくらい、高齢者の人たちは脆弱なのです。70代ともなれば、その傾向はさらに強くなります。

アクティブに生きていたらそのように生活ができますが、いったんそれをやめてしまうとすぐに要介護状態に陥ってしまう。それが70代の危うさだと理解してください。

実は、高齢ドライバーは危なくない

運転は続けるべきだと述べましたが、いくらそのように言われても、「でも、高齢になっても運転を続けるのは危ないのではないか」、「事故を起こしてまわりに迷惑をかけるのではないか」などと不安になる高齢者やそのご家族の方もいると思います。

認知機能の落ちている高齢者が運転操作を誤り、重大事故を多発させていると思っている人もたくさんいると思います。しかしそれは、盛んにメディアでそのような事故が取り上げられたことによる誤解でしかありません。

そもそも、実際に高齢者が事故を起こす確率は高くないのです。

警察庁交通局が発表する「平成30年の交通事故状況」によると、原付以上の免許をもっている人口10万人当たりの年齢層別の事故件数では、もっとも事故を起こしているのは16〜19歳の年齢層で、約1489件。次いで20〜24歳が約876件と続きます。

一方、高齢者でもっとも事故を起こしている年齢層は85歳以上ですが、それは約645件にしかすぎません。これは、25〜29歳の約624件とほぼ同程度です。80〜84歳でも約604件。70代に至っては、約500件前後で、その他の30代〜60代の年齢層が概ね450件前後なので、特別、事故率が高いとは言い切れません。

もし、交通事故を減らそうと考えるのなら、圧倒的に多く事故を起こしている若年ドライバーの運転になんらかの手を打つほうが効果的です。

それなのにメディアは、人々の耳目を引くからといって、高齢ドライバーが暴走した事件を盛んに取り上げます。そういった報道に触れるたびに、世間には、「高齢ドライバーは事故を起こしやすい」、「危ないから免許を取り上げられても仕方ない」といった風潮が広がってしまいました。

データをもとに合理的に考えるなら、高齢者から免許を取り上げるなどということに、正当性はまったくありません。お上に従う気質が染み付いている日本社会では、このようなことを行政が推進しても騒ぎが起こりませんが、人権意識が確立されている欧米社会では、高齢者に対する差別と言われかねないでしょう。

高齢者の事故では、「ブレーキとアクセルを踏み間違えた」という証言が報道されることがよくあります。こういった情報も、「ブレーキとアクセルを間違えるなんて、よほど運転者はボケている高齢者なのだろう」といった誤解を生んでいます。

しかし、高齢者専門の精神科医の立場から言わせていただくと、認知症が原因で、ブレーキとアクセルを間違えるなどということは、ほぼあり得ません。数分前のことを忘れてしまうような中等度の認知症患者でも、スプーンと箸の区別がつかなくなる人はいないのです。

もし、スプーンと箸の区別がつかないかなり進んだ認知症の人だと、車の運転そのものができないはずです。

車の運転ができるような人であれば、軽度の認知症でも、ブレーキとアクセルの区別がつかなくなるということは確率的にゼロに近いはずです。

つまり、踏み間違えたのは、ペダルの区別がつかないからではなく、うっかりしたり、慌てたからなのです。これは、高齢者だけではなく、若い人でも起こすミスです。

確かに高齢になると、動体視力や反射神経が衰えるので、一瞬の判断が遅れることもあります。ペダルの踏み間違えによる事故も、増える傾向がありますが、ただ、このような事故はすべての年代で起こっている事故でもあります。そして、全事故に占める割合は、たった1％ほどしかないのです。

ペダルの踏み間違え以外にも、高齢ドライバーの起こす事故には、まれに逆走や暴走といった、明らかに不自然なものもあります。これらは、高齢による運転技能の低下によって引き起こされたものではけっしてありません。

ほとんどが、薬による意識障害が原因ではないかと私は考えています。薬害と言ってもいいくらいでしょう。

高齢者になると、複数の薬を常用している人が多くなります。また、高齢者は代謝も落ちていますから、薬の副作用が出やすいこともあります。それによって、低血糖や低血圧、低ナトリウム血症などで、意識障害を起こしやすいのです。

　暴走事故を起こした高齢ドライバーが、当時の状況を「よく覚えていない」などと言うことがありますが、これは明らかに意識障害を疑っていい証言です。今後は、薬を飲んでいる高齢者においては、意識障害を起こすリスクがあるのかどうかを慎重に判断して、運転を続けるかどうか決めることは必要かもしれません。

　しかし、繰り返しますが、高齢者が事故を起こす割合はけっして高くないのです。それなのに、年齢で一律に区切って、運転免許の更新において制約を課したり、高齢になれば免許は返納すべきといった風潮がつくられていることに私は憤りを感じています。

　運転免許を取り上げられることが、死活問題となる高齢者の人もたくさんいるのです。ご自身が運転をしたくないというのであれば話は別ですが、運転する必要性があり、それを希望しているのであれば、運転免許は返納などけっしてしてはいけません。運転からの引退は、老化を加速させる結果をもたらしてしまうからです。

肉を食べる習慣が「老い」を遠ざける

80代になっても元気でいるためには、70代の生活で気をつけるべき2つのポイントがあります。それは、活動意欲を維持するということと、運動機能を維持するということの2つです。

病気を患って急に老け込むということがありますが、そうではない場合、老化は意欲の低下によって加速します。何事にも関心がもてない、身体を動かすのがおっくうだ、人にも会いたくないし、外にも出たくないといった不活発な傾向が70代ともなると自然と強まってきます。この意欲の低下を防がないと、日常の活動レベルはどんどん落ちていき、運動機能も脳機能も一気に老け込んでいくことになるのです。だから、70代になっても意欲レベルをなるべく維持することが、元気でいるためには必要なのです。

また、運動機能においても、70代のまだ身体の動く時期にどのように過ごすかで、80代以降の機能が決まってくると言えます。70代に、自分で意識して適切な運動を心がけることが重要となってくるのです。

それでは、具体的にどのようなことをしたらいいのでしょうか。

まず、意欲の低下を防ぐ意味で、みなさんにお勧めしたいのは、「肉を食べる」ということです。

高齢になると、肉を控えた野菜中心の食事が身体にいいと考えている人も多いですが、それは間違っています。実際、現役のころと比べ、かなりあっさりとした食事を毎日とっている人もいます。そういった事情もあってか、実は、70歳以上の日本人の5人に1人が、タンパク質不足だと言われています。

日本人の食生活も欧米化してきたと言われていますが、それでも1日当たり80グラムほどしか肉を食べていません。一方、アメリカ人は300グラムほど食べています。アメリカ人ほど食べろとは言いませんが、まだまだ、日本人には肉が不足しているのです。そしてその傾向は、高齢者ほど強くなります。

歳をとると意欲レベルが低下してくる理由にはいくつかありますが、そのひとつが、脳内の神経伝達物質であるセロトニンの減少です。セロトニンは別名「幸せ物質」とも言われ、人に幸福感をもたらすものです。何気ない瞬間に「ああ、幸せだなあ」と感じるときがありますが、そのような感情をもたらす物質です。

このセロトニンが減少してくると、日々の幸福感は薄れ、はつらつとした感情や若々しさ、活動する意欲が低下してしまいます。気分が沈んだり、イライラしたり、感情が不安定になり、うつ病のリスクも高まってきます。

このセロトニンは年齢とともに次第に減少していくので、高齢になればなるほど、意欲も低下し、うつ病になる人も増えるのです。

しかし、セロトニンの減少には、高齢になっても、生活習慣を改善することで対抗することができます。

その最たるものが、肉を食べることです。セロトニンの材料となるのがトリプトファンというアミノ酸ですが、それが多く含まれているのが肉なのです。肉を積極的にとることで、セロトニンの生成が促進され、意欲低下の抑止に働くのです。

また、肉には、コレステロールもたくさん含まれています。コレステロールは動脈硬化を促進し、心筋梗塞のリスクになるという理由から悪者として見られていますが、日本の高齢者にとっては必ずしも忌避すべきものではありません。

心疾患が死因のトップであるアメリカであれば、コレステロールが悪者とみられるのもわかりますが、日本では心筋梗塞の10倍の人ががんで亡くなるという疾病構造の違いがあり、心疾患で亡くなる人はＯＥＣＤ諸国のなかでも格段に少ないのです。動脈硬化を気にするよりも、コレステロールを減らすことによってもたらされる男性ホルモンの減少のほうを恐れるべきです。

コレステロールは男性ホルモンの原料になります。そのため、コレステロール値を薬で抑制することで、ＥＤになることはよくあることです。

男性ホルモンのなかでも特にテストステロンは「意欲」と関係しています。性機能の面だけでなく、他者への関心や集中力などを司っています。男性ホルモンが減少すると、活動意欲が低下して、元気のない老人になってしまうのです。ついでに言うと、記憶力も低下します。

しかし、肉を食べ、コレステロールをよくとっていれば、男性ホルモンの低下にも対抗することができます。さらには、セロトニンを脳に運ぶ役割も、コレステロールが果たしていると言われています。つまり、肉を食べることは、セロトニンと男性ホルモンの生成を促進し、人の「意欲」を高め、活動レベルを維持することにたいへん効果的なのです。

肉が嫌いであったり、体調の問題で食べられないのなら無理をすることもありませんが、健康のために節制して肉食を遠ざけているのであれば、そのようなことは今日からやめることをお勧めします。日本の高齢者の食生活を見ていると、自ら進んで「しょぼくれた老人」になろうとしているように、私には思えてしまいます。

80歳のときに3度目のエベレスト登頂に成功したプロスキーヤーの三浦雄一郎さんは、80歳を過ぎても、500グラムのステーキを平らげているそうです。特殊な例ではありますが、高齢になっても、アスリートとしての能力を維持できている理由のひとつに、肉を食べる習慣があるのだと私は思います。

陽の光を浴びる習慣が人を若々しくする

適度な日光浴をする習慣も、意欲の低下を防ぐには効果的です。先ほども説明した、人の意欲と密接な関係のある脳内物質・セロトニンは、光を浴びるとたくさんつくられるからです。

何か悩みごとがあって部屋のなかで考え込んでいると気分も沈んでいきますが、外に出て陽の光を浴びると、気分が軽くなって、明るい気持ちを取り戻すことがあります。これも脳内でセロトニンが作用しているからでしょう。

うつ病の人はセロトニンが不足しているとされますが、その治療に光療法と呼ばれるものがあります。人工的な強い光を一定時間浴びるというものですが、症状の改善には効果があります。それほど光は人の脳や気分と深くかかわっているのです。

光を浴びることでセロトニンを増やせば、気分を軽くして、やる気や意欲を増進させることができるのです。

ただ、日光浴が大切だと言っても、あらたまって何かをする必要もありません。高齢者の人は、紫外線によるシミが残りやすいですから、わざわざデッキチェアを出して日焼けをする必要など、もちろんありません。

一日一度は部屋の外に出て、陽の光を浴びればそれでいいのです。いちばん手軽な方法は、散歩でしょう。用もなく散歩することが苦手だという人は、スーパーへの買い物でもいいのです。とにかく、一日中、部屋のなかにいることだけは避け、日中の明るい光を浴びる習慣をつけてください。これだけでも、高齢者が意欲の減退を防ぐには効果的です。

また、陽の光を浴びてつくられたセロトニンによって、夜になると脳ではメラトニンというホルモンがつくられます。このメラトニンは睡眠ホルモンとも呼ばれており、人の睡眠と深くかかわっています。

よく、高齢になると、眠りが浅くなったり、不眠を訴える人が増えますが、これはメラトニンが減少するからなのです。若いときはいくらでも眠れますが、歳をとると睡眠時間は減る傾向で、朝早く目覚めるようになるのも、年齢とともにメラトニンが減っていくからです。

しかし、加齢によってメラトニンが減ったとしても、昼間に陽の光を浴びることでメラトニンを補充することができます。昼間にたくさんセロトニンをつくっておけば、それが夜、メラトニンとなってくれるからです。

メラトニンが増えれば、よく眠れるようになり、不安感も取れて、うつ病の予防にもなります。はつらつとした70代、80代を生きるには、メラトニンは大切な脳内のホルモンなのです。

あらたまって日光浴の時間をつくる必要などありませんが、とにかく日中、家の外に出て陽の光を浴びる習慣だけはつくってください。そして、70代になったら、少なくともその外に出るという習慣を減らしてはいけません。コロナが心配でも、人との距離を取りながら、なるべくこの習慣を維持するようにしましょう。

脳の老化を防ぐのは、生活のなかの「変化」

高齢者の意欲の低下は、前頭葉の老化によっても引き起こされます。前頭葉とは、大脳の前方部分のことで、思考や創造、意欲、理性などにかかわっている部分です。原始的な怒ったり、泣いたりするような感情ではなく、より高度で人間的な、好奇心や感動、共感やときめきといった微妙な感情を担っていて、この部分が衰えてくると、意欲ややる気が低下し、感情のコントロールが利かなくなったり、想定外の出来事に対処することが難しくなったりします。

よく、「頑固な年寄り」という言い方をすることがありますが、これまで明るい性格だったのに、歳をとって融通が利かなくなり、いつもムスッとしているような老人がいるとしたら、まさに前頭葉の萎縮が進んでいるのかもしれません。

この前頭葉の萎縮は、実は40代からすでに始まっていて、画像診断をすると確認することができます。放っておけば萎縮はどんどん進んでいき、50代、60代くらいから、思い込みが激しくなってきた、頑固になってきた、怒りっぽくなったといった傾向が少しずつ出てきます。これまでは飲み会などのつき合いにも積極的でしたが、だんだんおっくうに感じることも出てきます。

こういった傾向が70代になるとさらに強くなり、何事にもやる気が出なくなり、これまでやっていたこともやらなくなり、会っていた人にも会わなくなり、家にこもりがちで不活発な生活になっていきます。こうなってしまうと、運動機能も脳機能もあっという間に衰えてしまいます。

そうならないためにも、前頭葉の老化を防ぎ、意欲レベルを維持することが重要です。

前頭葉の老化を防ぐには、「変化のある生活」をすることがいちばんです。前頭葉とは、想定外のことに対処するとき、活性化する部位だからです。逆に言えば、毎日、単調な生活を繰り返していると、前頭葉は活性化せず、衰えてしまいます。

歳をとると、毎日決まった時間に食事をして、決まった時間に決まったコースを散歩し、お決まりの夕食を食べ、お決まりのラジオやテレビを楽しみ、いつもの時間に就寝するという生活を繰り返すことが多くなります。

しかしこれでは、どんどん前頭葉の老化が進み、さらに変化を受けつけられなくなって、お決まりの生活に拍車がかかります。

70代になったら、一度、自分の生活が単調になってしまっていないかチェックしてみることが必要でしょう。

仕事やボランティア、趣味の集まりなど、外に出かける用事が生活のなかに組み込まれていることが、単調な生活を送らないためのいちばんの解決策と言えるでしょう。こういった外出があると、誰か人に会いますし、すべて想定どおりのことばかりではありませんから、必然的に前頭葉を使います。

しかし、そのような用事がない人もいるでしょう。その場合は、日常生活のなかで、ちょっとしたことでもいいので、常に変化を心がけるようにしてみましょう。

毎日毎日、同じコースを散歩するのではなく、週に一度は行ったことのない新鮮な場所に行って散歩をしてみるのもいいでしょう。電車に乗ったり、車で少し走ってもいいので、知らない場所に行って散歩をすれば、前頭葉はフルに働き出すでしょう。

高齢になると、行きつけの店が決まっていて、その店以外は行かないという人もいますが、たまには新しい店にも行ってみることも大切です。同じ店で、同じものを食べているうちは、前頭葉を刺激しません。

読書が趣味の人なら、いつも同じ傾向の本を読むのをやめてみましょう。同じ作家の作品や、同じジャンルばかりを読まず、たまには別の作家や、別のジャンルを読んでみることをお勧めします。

政治的な主張が似たような本ばかり読む傾向の人もいますが、もし、左寄りの人だとしたら、たまには右寄りの作者の本も読んでみるのです。別の視点、別の考え方に触れることは前頭葉を活性化させます。

料理をしてみるということも、前頭葉の刺激にはいいものです。いつものメニューではなく、つくったことのないものを週に一度はつくってみるだけでも、想定外の経験ができるはずです。

男性であれば、ほとんど料理をしたことがない人もいるかもしれません。そうであればなおさら、まずは簡単なものから、料理を始めてみるのもとてもいいことです。新しいことに挑戦するという経験は、前頭葉の老化防止には最適です。

それ以外にも、日々の生活に、どうすれば「変化」を取り入れられるか、常に考えて実践に移してみることです。手間がかかるもの、大がかりな準備が必要なものなどは避けて、まずはちょっとしたことから、生活に変化を取り入れてください。簡単なものであれば、いくつになっても新しい体験を生活に組み入れられるはずです。

インプットからアウトプットに行動を変える効果

前頭葉の老化を防ぐためには、「アウトプット型」の勉強スタイルに意識して変えていくということも効果的です。

高齢者になると自由になる時間が増えますが、そうした時間を利用して、これまで学びたかった語学や歴史などの独学を始める人もいます。しかし残念ながら、一人で読書に勤《いそ》しむような自学スタイルは、前頭葉の老化を防ぐという面では役に立ちません。

本を読んでインプットする行為よりも、会話などのアウトプットの行為のほうが前頭葉は活性化され、老化の防止になるのです。

何か学びたいことがあるなら独学はせず、スクールやサークルなど何人かの集まりに参加して学ぶほうが、まだ、前頭葉を使います。他の参加者と意見交換するようなアウトプットする機会にも恵まれますから、前頭葉を使うことになります。

「会話」は、日常的なアウトプットのもっとも手軽なものでしょう。多弁である必要はありませんが、誰かと日常的に会話をする機会がよくある人は、前頭葉の老化を遅らせ、歳をとっても若々しく、意欲的な人が多いものです。

70代になったら特に、会話の機会を意識的にもつようにしましょう。ただ、会話の内容にも、前頭葉の活性化を促すものと、そうではないものがあることを知っておいてください。

ときどき、「〇〇という本に、こう書いてあった」、「〇〇という評論家が、こう言っていた」といったような、知識をそのまま語るだけの人がいますが、それでは前頭葉は活性化されません。

得た知識を、これまでの経験や他の知識を使って加工し、「自分の考え」として述べるときに前頭葉は活性化されるのです。どこかで得た知識や情報だけを話すのではなく、常に、自分の考えに加工して述べるということを、心のどこかに留めておくと、会話の際に前頭葉はフル稼働します。

私たち日本人は、どうしても「物知りな人」が賢いととらえがちです。テレビのクイズ番組などでは、高学歴なタレントや芸人が、ちょっとした知識を披露して、「すごい！」、「頭がいい！」ともてはやされます。

ただこれは、彼らが勉強したり、調べたりしたから知っているだけのことなのです。本来、頭がいいというのは、得た知識を自分なりに加工してひとつの考えを提示し、その意見や考え方がすばらしいというときに、その人へ与える評価だと私は考えています。

知っているだけで、頭がいいのではないのです。しかし、日本では初等、中等教育のように、高等教育である大学でも知識偏重の教育がなされています。

本来、大学は、これまで身につけた基礎学力をもとに、応用学力を身につける場です。欧米の一流大学では、自分の頭で考えることが求められますが、日本の大学では、いまだに知識の伝授に重点が置かれ、自分で思考することが軽んじられています。

その結果、日本社会全体が、知識偏重の価値観にとらわれていると私は考えています。高齢者の人も、この機会に、ぜひそんな価値観は捨て去ってください。

知っているだけでは、何も偉くありません。最近では、スマホで検索すれば、ある程度のことは、すぐにわかってしまうのです。ただ、知っているだけで、もてはやされる時代はもう終わっています。知識はひけらかすものではなく、加工するものなのです。

高齢になったら、一生懸命、勉強をするよりも、これまでの知識や経験を自分なりの意見に加工してアウトプットすることを意識的に行ってください。

実際、70代の人たちには、これまでの人生で得たそれだけの知識と経験があります。必ず、その人なりのユニークな発信が何かできるはずです。

誰かと話す機会がなかなかつくれないという人でも、いまではブログやフェイスブックなどのSNSがありますから、そこに自分の意見を書き込むようにすれば、直接の会話ができなくても前頭葉は活性化します。それをきっかけに、あなたの書き込みを見た誰かとつながり、新たな意見交換の場ができることだってあるかもしれません。

70代になったら、どのような形であれアウトプット型の行動スタイルを心がけましょう。そして、何かを発信する機会には、「物知りな人」より、「話の面白い人」を目指すことが前頭葉の老化防止には効果的です。

70代の運動習慣のつくり方

70代の生活において、もう1つ大切なポイントが、運動機能の維持です。また、70代であれば、それなりに身体を自由に動かせる人が大多数ですから、このタイミングを逃さないようにしましょう。ここで意識的に身体を動かしていたかどうかが、80代になっても運動機能を長持ちさせることに大きくかかわってきます。

これまで何度か述べましたが、70代ともなると、意欲面での低下は避けられません。行動することがおっくうに感じられ、身体を動かすことも自然と減ってきてしまいがちです。だからこそ、意識して運動することが大切です。

ただ、70代の人にとっては、あまり激しいものは避けたほうがいいでしょう。ときどき、身体にいいと考えてか、ものすごく無理をする人を見受けます。一日中スポーツジムにいるような人や、１日に20キロも走るような人もいましたが、そこまでやるような人は、体調のチェックを随時やりながら行ってください。

70代の場合は、負荷をかけすぎると、身体が逆に弱ってしまうこともありますので、十分注意が必要です。また、激しい運動は身体を酸化させて、老化を速めてしまうので、本当はゆるい運動のほうがお勧めです。

70代の人が日常的に身体を動かすということで言えば、「散歩」が最適でしょう。無理のない運動を定期的、継続的に行うことが大切です。

散歩であれば、手軽に自分のペースで、継続して行うことができます。また、部屋の外に出て陽の光を浴びることで、セロトニンの生成を助ける効果もあります。セロトニンは活動意欲を増進し、精神的にも人を若々しくしてくれます。

日常のなかでも、運動機能を維持するちょっとしたヒントがたくさんあります。たとえば外出をした際、駅や商業施設などで、つい階段を避けて、エレベーターやエスカレーターを探したりしていないでしょうか。

そのようなときは、十分な安全を確保できるなら、たまには老化防止と思って階段を利用しましょう。それも、上り階段ではなく、下り階段こそしっかり歩いてください。

日本の公共機関などでは、エスカレーターが1つしかないところがまだありますが、そういうところにかぎって上りのエスカレーターしか設置されていません。本来、高齢者にとっては、上り階段は時間がかかっても、案外上れるものなのです。逆に下りのほうが、筋力が弱ってくると、怖くて歩くことができなくなります。

歳をとっても、弱る筋肉と弱らない筋肉があり、階段の上り下りにおいては、実は下りるときの筋肉のほうが先に弱るのです。ですから、いつまでも自分の足で歩くことを目指すなら、階段では下りの練習をしたほうがいいのです。

足元を見ていればよくわかりますが、下り階段をすたすたと下りられるということは、足が若いということなのです。

転倒の恐れがあるのならやめたほうがいいですが、無理のない程度に、階段を利用して、脚力を維持してください。

散歩以外にも、最近では水中ウォーキングをやっている人もよくいますが、これも身体に負荷をかけすぎない、いい運動だと思います。水中での運動は全身運動になりますし、浮力がありますので関節への負荷がかからず、高齢者にも安心です。

また、ゴルフやテニスなど若いときから続けているようなスポーツがあるなら、引退などせず、できる限り続けるべきです。「もう歳だから」と簡単に引退してしまうのはもったいないことです。70代になってから新しいスポーツを始めるのはたいへんですが、以前からやっているものなら、高齢になってからも楽しめ、身体への負担も少ないはずです。

ただ、日常的に行う運動であるなら、激しい運動より、ゆっくりと身体を動かすもののほうが70代の人にとってはいいでしょう。最近は日本でもやる人が増えているようですが、太極拳などもぴったりです。私も誘われてやったことがあるのですが、簡単そうに見えてなかなか奥の深いものでした。太極拳はきっと、中国の高齢者に、大きな老化防止効果をもたらしているに違いないと思います。

寝たきりにならない転倒リスクの減らし方

転倒してケガをすることも、70代に一気に老け込んでしまうリスクと言えます。若い人であれば、骨折して3週間入院したとしても、そんなにしないうちに元の生活に戻っていくことができるでしょう。

しかし、高齢者が3週間も入院すると、運動機能はもちろんですが、脳機能も一気に衰えてしまいます。病院という慣れない環境で不自由な生活を強いられると、認知症のような症状が出始めたり、それが進行したりすることだってあります。

運動機能を戻すためのリハビリの期間も高齢になれば長くなり、場合によっては後遺症が残ります。入院中の手術などの結果、体重が落ちて、体力や免疫力を低下させ、一気に老け込んでしまうということはよくあることです。

最悪の場合は、入院中に他の病気を併発して、寝たきり生活に移行してしまうということも起こってきます。

このように、70代にとっては、転倒はその後の人生を大きく左右してしまうリスクなのです。転倒を防ぐことが、80代も元気に過ごすカギになります。

簡単な対処法は、元気なうちから、自宅室内の動線に合わせて、手すりなどを設置しておくことです。最近は工務店に頼まなくても、ホームセンターで手軽に購入できますし、要介護認定を受けている人でしたら、ケアマネジャーに相談すれば、レンタルや割引きなどもあるでしょう。手すりをつけたから絶対安全ということではありませんが、転倒のリスクを減らせることは確かです。

もう1つ、転倒リスクへの対処としては、服用している薬の見直しです。高齢者になると、夜、眠れないために、安定剤を医師に処方されている人が多くいますが、実は安定剤には、筋弛緩《きんしかん》作用があるのです。薬の作用で多少、筋肉が弛緩したときに、若い人であれば平気ですが、高齢者になると力が入らず転んでしまうということがよく起こってしまうのです。

深夜、トイレに行く際に転倒したり、階段から落ちたといった高齢者の事故はよくありますが、これらのなかには服用している薬が関係している場合もかなりあると考えられます。

寝る前に安定剤を服用している人は、深夜にトイレに行く際や、朝、起床する際に、ふらつく可能性があることを承知して移動に十分注意するべきです。

本来、安定剤には、眠りを深くする効果はないのです。寝つきをよくするにすぎません。昔使われていた睡眠薬であれば、眠りも深くするのですが、その代わり飲みすぎてしまうと呼吸まで止まってしまうという危険がありました。そのため、現在は安定剤が使われているというわけです。

ただ、安定剤だと、だんだん薬の量が増えていくリスクもあり、夜中に目が覚めてふらふらして転倒するというようなことが起こってきます。

どうしても夜中に目が覚めるのであれば、うつ病の薬を飲んだほうがいいこともあります。もし、力が入らないといった自覚症状が少しでもあるなら、医師に相談をして、薬の変更を相談してみましょう。

ただ、高齢者に対する安定剤の使い方をよくわかっていない医師もいますから、そのような医師なら、すぐ病院を代えましょう。

薬の副作用について患者が訴えても、「がまんしてください」などと言って、取り合ってくれないような医師は、基本的に高齢者のことがよくわかっていませんので別の病院に行くことをお勧めします。

安定剤のほかにも、血圧や血糖値を下げる薬も、時間帯によっては低血圧、低血糖を起こして、足元がふらふらすることがあります。このような薬についても、不安な点があれば、医師に相談して、元気なうちから転倒のリスクを軽減させてください。

長生きしたければダイエットをしてはいけない

高齢になってからも、健康のため、美容のためとダイエットをする人がいますが、これも一気に老け込むリスクとなります。

病気のため食事制限をせざるを得ない場合は別として、少なくとも70代になったら、ダイエットなどしてはいけません。

現在、国を挙げてメタボ検診が行われていて、腹囲を測定して、少しでも太り気味と判定されると、生活習慣を改善するための指導がなされています。

このような経緯もあって、少々ふっくらとしただけでも、多くの人が身体によくないと考えるようになってしまいました。しかしそれは、誤った思い込みです。

かつて宮城県で5万人を対象に大規模調査をしましたが、その結果、やせ型の人のほうが、やや太めの人より６～８年早く死ぬことが明らかになっているのです。そして、もっとも長生きなのは、少々ふっくらとしたタイプの人だということもわかりました。

老年医学の権威である柴田博先生も、著書『長寿の嘘』（ブックマン社）のなかで、２００６年発表のアメリカでの調査結果に触れられています。29年間にわたって追跡した国民健康栄養調査の結果ですが、ここでも、いちばん長生きなのは、太り気味とされるＢＭＩ（体重を身長の二乗で割った数値）25～29・９の人で、ＢＭＩ18・５未満のやせ型の人の死亡率はその２・５倍も高いものでした。

日本もアメリカも、やせている人よりも、ＢＭＩが25～30くらいの少々ぽっちゃりした人が、いちばん長寿であるという結果が出ているのです。

この調査結果は、私たちの実感とも一致しているのではないでしょうか。身のまわりの元気な70代、80代の人は、やせ型というよりは、ふくよかなタイプが多いと思います。

しかし日本では、ＢＭＩ25～30となると、肥満とみなされて、減量を推奨されることになります。アメリカであれば、死因のトップが虚血性心疾患ということもあり、動脈硬化を防ぐ意味で、体重指導に躍起になるのもわかります。

しかし、日本の場合は、死因のトップはがんであり、虚血性心疾患はOECD諸国のなかでも格段に少ないのです。それなのに、アメリカの医学常識をそのまま取り入れて、国の施策としているのです。

日本のメタボ対策は、高齢者医療の現場をまったく知らない学者や官僚たちが主導した誤った施策にすぎないのです。真面目にメタボ指導に従ってやせてしまうと、逆に寿命を縮める結果を招いてしまうと統計データが示しています。不思議なことに、メタボの提唱者の松澤佑次氏は、やせようとしているようにはまったく見えない太めの体型ですが、今年80歳になるにもかかわらず、とても元気です。

私も長年、高齢者を診てきましたが、やはり高齢になっても元気な人は、ふっくらとした人なのです。

また、見た目の若さについても、実年齢よりも10～20年若く見えるような人は、ふっくらとした人です。逆に、実年齢よりも老けて見える人は、やせ気味の人です。

やせていることで肌の張りやつやも悪く、しわが目立ってきます。こういった人たちにはタンパク質が不足している傾向があり、毎日の食事を尋ねてみると、とてもあっさりとした食事を日常的にとっていることがよくあります。

食事制限をして体重を落としたという高齢者にも、同じような状態が見て取れます。高齢になってからのタンパク質不足は、老化を早めます。また、免疫力の低下ももたらしてしまいますので、がんをはじめとしたさまざまな病気のリスクも高まってしまうのです。

70代になったら、栄養の不足のほうに気をつけて、とり過ぎについては過敏になる必要はまずありません。

胃腸が悪くて食べられないということなら仕方ありませんが、食べることが好きで、それができる健康状態ならあまり我慢などする必要もありません。

体重コントロールをするとしても、メタボ検診などで正常と判定されるような体重ではなく、少々ぽっちゃりめに目標を合わせてください。スリム体型は寿命を縮めます。

おいしいものを食べて免疫力アップ

高齢者になると、ダイエットではなくても、コレステロールや、血圧、尿酸値などを気にして、食べたいものを食べずに我慢している人が多くいます。

もちろん、重い病気を患っていて、どうしても制限しなければならない場合は我慢も必要でしょう。しかし、「ちょっとコレステロールが高いから」だとか、「尿酸値が気になるから」などといったくらいの理由なら、70代になったら、好物を我慢する必要など、もうありません。

暴飲暴食は身体によくありませんが、そうでなければ好きなものを我慢せず食べていいのです。

高齢者になれば、食欲も落ちてきますし、身体にいいからと粗食にしている人も多いので、実際は、栄養が不足している人が大多数です。好物を我慢するよりも、食べたいものを食べて、栄養をとったほうがいいでしょう。

また、70代の人にとっては、100歳まで生きたとしてあと30年です。どう生きたいのか、ということも考える必要があるのではないでしょうか。血圧やコレステロール値などをいつまでも気にして、我慢しながら長生きしたいのか、それよりも、数年寿命が短くなったとしても、食べたいものを食べる喜びを味わって生活するほうが幸せなのか、考えてみてもいいと私は思います。

私自身は、一生懸命、食べたいものを我慢したとしても、長生きできるかどうかさえ怪しいと考えています。

そもそも血圧やコレステロール値を抑えるための食事制限は、動脈硬化を防ぐために推奨されていますが、それはアメリカの統計や研究データに基づいたものです。血圧やコレステロールを抑えることが長寿につながるといった、日本人を対象にした大規模調査の結果はいまだにないのです。人種の違いや、虚血性心疾患が多いアメリカと、がんが多い日本といった疾病構造の違いがあるなかで、アメリカの研究がそのまま日本人にあてはまるのか定かではありません。

つまり、はっきりとしたところは誰にもわからないのです。その確証のないもののために、一生懸命、我慢をしたり、苦労をしたりすることに私は意味があるとは思えません。

日本で動脈硬化によって死に至るような人は、欧米諸国に比べて格段に少なく、死因のトップはがんです。

がん予防にとっていちばん大切なのは、免疫機能を維持することです。しかし、食べたいものを我慢するという生活は、動脈硬化は防ぐかもしれませんが、免疫機能を低下させてしまうのです。そうなると、がんにかかるリスクは高まりますから、日本においては、結果的に寿命を短くすることになるかもしれません。

おいしいものを食べるとき、人の前頭葉は大いに活性化をします。逆に、節制ばかりの生活をしていると、前頭葉の活性化や、好物を食べたときの「幸せ感」はもたらされず、脳の老化を早めてしまうでしょう。脳の老化は、元気な晩年を過ごすためにはもっとも避けるべきことだと考えます。

また、節制をすることで、タンパク質やコレステロールが不足しがちになると、セロトニンや男性ホルモンも減少してしまい、うつになるリスクが高まってしまいます。さらには、免疫力の低下も引き起こし、がんになるリスクが上がるのです。

70代になったら、食事制限に過敏になる必要はないでしょう。食べたいものを食べること、おいしいと感じることのほうが、免疫機能を高めて健康のためになります。

ただ、お酒については、注意が必要です。高齢になると、どうしても一人酒の機会が増えてきます。飲み相手がいなかったり、眠れないから、気分が晴れないからなどの理由で、一人で飲むことが多くなります。

そして一人酒の場合、酒量が増えやすく、アルコール依存症になるリスクも高くなってしまいます。軽く晩酌程度であればいいのですが、そうでなければ一人酒はなるべく避けたほうがいいでしょう。毎回、酩酊するまで一人で飲むような習慣がつかないよう、気をつける必要はあります。

70代になったら、人づき合いを見直そう

70代ともなると、人づき合いがだんだんおっくうになってくるものです。これは、男性ホルモンの減少によってもたらされており、男性の場合は、その傾向が顕著に出ます。

逆に閉経後の女性の場合は、加齢とともに男性ホルモンが増えますので、元気で社交的な傾向が強くなることもあります。妻は元気に友達と外出したりしますが、夫のほうは退職して家にこもりがちになって、妻に依存する「濡れ落ち葉」となるのはそのようなホルモン事情があるからです。

ただ、男性であろうと女性であろうと、老化を防ぐという意味では、「人づき合い」は大切です。人づき合いをするということは、前頭葉を使うことでもあり、そ

れによって脳の老化を遅らせることができるからです。

また、人づき合いをしていると、男性ホルモンが少しずつ増えてくるという側面もあります。それによって、さらに人と交流する意欲が増進するという好循環をつくることができます。

これは、男性ホルモンと筋肉の関係と似ています。男性ホルモンが増えると筋肉がつきやすくなり、筋肉がつくと、さらに男性ホルモンが増えるという循環と同じです。

70代になっても、なるべく人づき合いは絶たず、続けるようにしましょう。ただ、注意したいのは、嫌な人とつき合うことはもうやめたほうがいいということです。

70代になれば、仕事からも少し距離をとれるようになっていることも多く、嫌なつき合いをしなくてもすむはずです。自分の気持ちに素直になって交友関係を見直し、好きな相手、楽しい仲間とだけつき合えばいいのです。

それをしないで、若いときのように、義務感や惰性で嫌なつき合いを続けるから、人づき合い自体がどんどんおっくうになってしまうとも言えます。

70歳を過ぎたら、好きな人、気が合う人とつき合いましょう。スポーツの話が好きな人は、そういった話題で盛り上がれる相手。政治の話が好きな人は、そういう話ができる相手など、なんでも言いたいことが言い合える相手が理想的でしょう。政治的な立場が違ったり、応援する野球チームが違っても、言いたいことが言い合える相手との交流は、前頭葉の活性化には最適です。

ただ、高齢になるとすでに前頭葉の萎縮が進んでいますから、意見の相違がもとでよくケンカになったりもします。たとえば若いときなら、政治的に対立するような意見を相手が言っても黙って聞いていられたものが、歳をとると、腹が立って許せなくなったりするのです。

もしそのような険悪な関係になるようなら、意見の似通った者同士とつき合うようにしましょう。それでも、一人でいるよりは前頭葉を活性化させます。会うたびに不愉快な思いをするようなら、人づき合い自体が嫌になってしまいます。

気の合う相手を見つけるには、自分と同じ趣味の人間を探すというのも1つの方法でしょう。映画好きやラーメン好き、鉄道好きなど、趣味が一致していれば、気の合う相手も見つけやすいのではないでしょうか。

ただし、どんなに人づき合いが老化防止にいいと言われても、どうしても嫌だという人もいると思います。若いときから人づき合いが苦手で、やっと老後を迎えて一人でのんびり過ごそうとしているのに、わざわざ人間関係で気を使いたくないと考えるのも理解できます。

そのような人は、それでは人づき合いをしない代わりに、どうやって他者とかかわるかを考えてみてください。たとえば、SNSなどを使って、何か自分の意見や趣味のことなどを週に一度でも発信するということでもいいと思います。それを続けていれば、誰かが読んでくれて、ネットで人間関係がつながることだってあるでしょう。

70代になったら、もう、嫌なことはなるべくしないということが大切です。ここまで私は、みなさんに元気な晩年を過ごすためのヒントをいくつか述べてきました。

しかし、私がお勧めすることがどうしても嫌なら、もちろんやらないほうがいいのです。運動したほうがいいと勧められても、どうしてもしたくないのなら、やらなくていいのです。ストレスは老化の大敵ですから。

ただ、やらないのなら、その代わりに、「まだこれならできる」という別の何かを考えてみてください。あらたまってスポーツを始めるのは嫌だが、散歩ならちょっとやれる、家のなかを歩いたり、庭で土いじりならできるなど、無理のない程度に代わりにやれることをみつけてください。そのようなことだけでも、あなたの身体と心を若々しく、はつらつとしたものにするのに役立つはずです。

中高年のころなら、「健康のため」とか、「仕事だから」という理由で、嫌なことも懸命に取り組んだと思いますが、70代になったら、もう無理は利きません。無理をして嫌々ながらにやっても、過度のストレスがかかって、あなたの免疫力を低下させたり、身体と心にダメージを与えてしまいます。

苦しければ苦しいほど、大きな成果が待っているという考え方からは、そろそろ解放されましょう。70代は「楽しめているかどうか」が、免疫機能に大きく影響してきます。

本当に嫌なことはなるべくやらない。これが、70代の生き方としては大切です。

第3章

知らないと寿命を縮める
70代の医療とのつき合い方

いま飲んでいる薬を見直してみよう

70代ともなれば、なんらかの持病がある人も増え、日常的に病院に通う人も増えてきます。また、大病を患って、大きな決断に迫られるようなことも起こるでしょう。この年代にとっては、医療とのかかわり自体が、80代以降の生活を大きく左右していると言えます。

本章では、70代の人が元気に80代以降を生きるために、どのように医療とかかわっていけばいいのかを述べていこうと思います。

まずは、薬について考えてみたいと思います。この本をお読みの方のなかにも、血圧や血糖値、コレステロール値をコントロールするための薬を服用している方が多いと思います。

70代になったら、これらの薬を今後も同じように飲み続けていくのか、一度、見直してみることは大切です。もし、日常生活のなかで、なんらかの副作用を感じたことがあるのなら、なおさらです。

そもそも、薬で血圧を下げたり、血糖値を下げるのは、将来、心筋梗塞や脳梗塞、脳卒中のリスクを減らすためです。確かに、高血圧、高血糖は、心血管障害のリスクになります。

しかし、薬でいわゆる「正常値」まで血圧や血糖値を下げてしまうと、身体もだるくなり、頭がボーッとした状態になってしまうことがよく起こります。

将来、10年後に心筋梗塞になるリスクを下げるために、いまからずっと薬を飲んで、元気の出ない生活を続けていくことに果たして意味があるのでしょうか。特に70代ともなれば、現在、生活していくうえでの快適さを優先したほうがいいと私は考えています。

検査数値は正常範囲になったとしても、身体がだるく活動レベルが落ちてしまったら、どんどん元気のない老人になっていくだけです。

すべて薬をやめろとまでは言いませんが、少なくとも、医師が言う正常値にこだわることなく、日常の活動レベルを落とさない程度の薬にしたほうがいいと考えます。

また、血圧と血糖値を下げて心血管障害のリスクを減らしたとしても、そもそも日本では、心筋梗塞で死ぬ人は少なく、死因のトップはがんです。がんで死ぬ人の1・7倍も心筋梗塞で死ぬアメリカ人に比べて、血圧や血糖値を下げることが長寿へ寄与する可能性は低いと思われます。

そのような日米両国の疾病構造の違いがあるにもかかわらず、日本は、血圧と血糖値を下げて心血管障害を減らすというアメリカの医療原則を、そのまま運用しているというのが現実なのです。

驚くべきことに日本では、血圧の薬を飲んだほうが長生きできるといった大規模調査のデータもないのです。唯一、ディオバンという薬の調査が行われましたが、これはデータの捏造事件が発覚し、信頼に足る統計データを提供できませんでした。

実は日本では、これくらい根拠があいまいななかで、血圧や血糖値の薬が使われているのです。

コレステロール値を下げる薬も同様です。薬でコレステロール値を下げると、確かに動脈硬化を抑え、心筋梗塞のリスクを多少は減らします。しかし、それと同時に、男性ホルモンも減ってしまって、ＥＤになる人も出てきてしまいます。

男性ホルモンが抑えられると、活力のないしょぼくれた老人になってしまうのです。さらに、コレステロールは免疫細胞の材料でもありますから、免疫機能の低下も招き、がんになるリスクを高めてしまいます。

結局、心筋梗塞で死ぬか、がんで死ぬかの違いであり、薬を飲んだほうが長生きできるのか、薬を飲まないほうが長生きできるのかは誰にもわからないというのが現実なのです。

もし、日常生活でこれらの薬の副作用を感じているようであれば、我慢する必要はないということです。つらいのを我慢しても、薬を飲み続ければ長生きできるという確証はないのですから。

これまでの薬を見直す際も、医師は検査数値を正常値まで下げようとするかもしれませんが、若干高めの数値であっても、元気に生活ができることを優先したいと伝えて処方してもらってください。

昭和20〜30年代の栄養状態の悪いころなら、血圧が160くらいでも血管が破れることがありましたが、栄養状態が改善されたいまでは、動脈瘤がないかぎり血圧が200あっても破れることはまずありません。

将来を心配して、長生きができる確証のない薬を律儀に飲み続けるより、いまの生活の快適さを追求することのほうが重要だと私は考えます。

たまに、血圧の薬などたくさん飲んでいる患者さんが、「頭痛の薬をほしいのですが、こんなに他の薬を飲んでいるので、頭痛薬は飲まずに我慢します」といったようなことを言うことがありますが、これなど本末転倒です。

長生きできる確証もない薬をせっせと飲むよりも、頭痛があるなら我慢などせず、薬を飲むべきです。それで胃が悪くなったら、胃薬を飲めばいいのです。薬とは、不調があるときに、楽になるために飲むものだという基本にかえってください。

血圧、血糖値はコントロールしすぎない

前項で述べたとおり、血圧や血糖値、コレステロール値を下げる薬は、動脈硬化を防いで心血管障害のリスクを下げる効果はありますが、身体のだるさや活力の低下をもたらし、免疫機能も低下させてしまいます。このことをトータルで見ると、これらの薬の服用にこだわるほうが、日本人にとっては元気に長生きをするためにはリスクになると私は考えています。

私自身のケースをここでご紹介しましょう。数年前の正月、ひどい風邪をひいてから、とてものどが渇くようになって、夜中にトイレに5回も行くようになりました。それが1ヵ月続いたので、勤めている病院で血糖値を測ったら660でした。

この数値なら、普通、入院させられるレベルです。診てもらった知り合いの医師

は、インスリンを打つよう勧めてきましたが、私がどうしても嫌だと抵抗したので、飲み薬でなんとか対処することになりました。

それまでの私は、車やタクシーばかりを使って一切歩かない生活をしていましたが、これを機に、できるだけ歩く生活に改善をしました。その甲斐もあったのでしょう。現在は、血糖値も200くらいでコントロールできるようになりました。

200であれば、のどがやたらと渇いたり、夜中にトイレに行くこともないので、生活には支障がありません。正直言って、200でも数値としては高めですが、これ以上、下げてしまうと頭がぼんやりしてしまうと思い、この数値で管理していま す。

私は血圧も高く、降圧剤も飲んでいます。薬を飲まないと220くらいですが、こちらも少々高めですが、170くらいに薬でコントロールしています。

血圧220くらいでは、あまり頭が痛くなったりすることもなく、自覚症状としては問題がなかったのですが、医師に診てもらったら、心肥大の傾向があると言われました。

血圧が高いということは、心臓が懸命に働いているわけで、そのせいで心臓に筋肉がついて大きくなってしまっている状態だったのです。そのまま心肥大が進むと心不全のリスクが高くなると医師に言われたものですから、私も薬で血圧を下げることにしました。

薬を飲み始めたころは、正常値まで血圧を下げたのですが、それではどうしてもだるいし、頭もボーッとして仕事にならないのです。それで結果的にいま、170くらいでコントロールしているというわけです。

その後、数年してから心臓の検査をあらためて受けましたが、心肥大が以前よりも改善していましたので、いまも高めの数値で管理しながら生活をしています。

たいていの医師はみな、検査数値を正常値まで下げようとするものです。そのときに、「だるい」、「頭がシャキッとしない」といった症状があるなら、遠慮してはいけません。医師に症状を話し、薬の変更をお願いしていいのです。

医学の知識がない患者さんだと、少々、薬の副作用があっても、医師が健康のために処方したのだから我慢しようと考えてしまいがちです。しかしそのような我慢は必要ありません。我慢したところで、それで長生きできるなどという確証はないのです。

確証もないのにじっと耐えているのだとしたら、それは「無駄な我慢」と言えるでしょう。

70代になったら、これらの薬の服用にこだわりすぎず、生活の質を落とさないよう柔軟に対応したほうが、元気な70代、80代を過ごせると私は考えています。

健診より心臓ドック、脳ドックを受ける

70代になったら、健康診断に対する考え方も変えたほうがいいでしょう。日本では、サラリーマンであれば毎年、健康診断を受けている人も多く、退職してからも、自治体による検診を受けている高齢者は多いと思います。

それだけ健診に対する「信仰」は強いものがありますが、実際、健康診断は、長寿のためにはほとんど役に立たないのが現実です。

そもそも、日本の健診で示される「判定」のほとんどは、健康と考えられる人の平均値を挟んで95％の人を正常とし、そこから高すぎたり、低すぎたりして外れた5％を異常とする統計的なものです。

つまり、人それぞれの体質や環境がありますから、異常値であっても健康な人は

いますし、正常値であっても病気になる人もいます。異常値と判定された人が、病気になるという明らかなエビデンスはありません。

日本の健診では50〜60項目くらいの項目を検査しますが、このなかで病気との因果関係がはっきりしているのは、血圧や血糖値、赤血球数などの5〜6項目くらいです。

それも、血圧や血糖値が非常に高いと、今後、健康状態を害する可能性が確率論的に高いと言えるだけの話です。それ以外の検査項目は、よほどの異常値でないかぎり、その人の寿命と関係しているというエビデンスはないのです。

それなのに多くの人は、健診で異常値と判定されると、医師の指導を受けて一生懸命、正常値に戻そうと薬を飲みます。

このことが、これまで述べてきたように、その人を健康にするどころか、老化を加速させる結果を生んでいると私は考えています。

血糖値や血圧を下げれば、身体はだるく、頭もはっきりせず、活動レベルはぐっと落ちてしまいます。

コレステロールを下げようと、食事制限をしたり、薬を飲んだりすれば、免疫力が低下してしまいます。男性ホルモンの生成も落ちますので、意欲が減退し、うつのリスクも高まります。

このように、健診結果を妄信して数値改善に取り組むことは、健康になるどころか、その人をどんどん「元気のない老人」にしてしまうのです。意味のない検査数値に踊らされるくらいなら、私は健診など受けないほうがいいと考えています。

もともと、血圧や血糖値、コレステロール値を下げようとするのは、心筋梗塞や脳梗塞に今後ならないようにすることが目的です。

しかし繰り返しますが、数値が高いと心筋梗塞や脳梗塞になる可能性が確率としては高くなるというだけで、高い人がみなこれらの病気になるわけではなく、平気な人もいます。つまり、放っておいても心筋梗塞にならないような人まで、みんな薬を飲み、食事制限をして数値を下げるということをやっているのです。

もし、心筋梗塞や脳梗塞を本当に予防したいと考えるなら、心臓ドックや脳ドックをお勧めします。私は健康診断は無意味だと思いますが、心臓ドック、脳ドックはとても有効だと考えています。

心臓ドックを3年に一度でも受けていると、心臓を取り巻く冠動脈のどこかに、動脈硬化が進んで狭くなっている部分があれば、それを見つけることができるのです。そしてそれを発見できれば、事前に、バルーンやステントを使って、血管を広げることができます。

実は、この血管内治療の技術において、日本は世界のなかでもずば抜けて進んでいるのです。海外の要人が、こっそり治療を受けに来るくらいのレベルです。

脳ドックでも、MRIを撮れば脳に動脈瘤があれば発見できることもあります。早期に発見できれば、カテーテルなどを使って、予防手技を受けることができます。

血管内治療の技術が進んでいる日本では、心臓ドックと脳ドックは、今後ますます有効なものとなるでしょう。

健診で、「確率的に心筋梗塞になるリスクが高いから、数値を下げるために薬を飲んでおきましょう」と言われるよりも、心臓ドックで、「心臓のこの血管が狭くなっていますので、ステントを入れたほうがいいでしょう」と言われたほうが、私は納得して医師の指示に従えます。まして、血管が狭くなっていないのなら、食事制限したり、薬を飲む必要もないのです。

また、健診の数値がこれまでずっと正常だった人が、突然、心筋梗塞になるということもときどきあります。こういった場合も、心臓ドックを受けていれば、なんらかの手を打てたかもしれません。

健診を受けて無駄な節制をするよりも、70代になったら心臓ドック、脳ドックを私はお勧めします。

70代になったら注意すべき医師の言葉

医師の言うことに従っていれば長生きできるといった考え方は、そろそろ捨てたほうがいいでしょう。70代ともなると、医師の発言に対して、気をつけておくべきポイントが1つあります。

それは、日本の医師は、長生きの専門家ではなく、自分が担当する臓器のスペシャリストにしかすぎないということです。

そもそも、日本の医師、臨床科の大学教授たちが言っている「身体によい」という言葉の意味は、自分の専門臓器においてはよいということなのです。循環器内科の医師が、コレステロールを下げなさいと言うのは、そうすると、心筋梗塞で死ぬ人が減るからです。しかし実際は、コレステロールの低下は免疫機能を低下させますから、がんで死ぬ人は増えます。トータルで見ると、コレステロールが高めの人のほうが長生きできるという調査結果が多数あり、逆はほとんどありません。

呼吸器内科の医師は呼吸器の健康のために、消化器内科は消化器の健康のために患者を診ているにすぎません。医師が身体にいい、悪いと言うのは、自分の専門とする臓器においていいか、悪いかを言っているだけなのです。

つまり、日本には、長生きを専門とする医師はいないのです。人間の身体全体を見て、どうすることが身体によくて、どうすれば身体に悪いのか言ってくれる医師はほとんどいないでしょう。

40代、50代で心筋梗塞になって突然死をしたくないというのであれば、このようなスペシャリストの医師に診てもらうことにも意味があるかもしれません。循環器内科の医師に診てもらうことで、重大な心疾患を予防できる可能性はあります。

しかし、70代ともなると、身体のすべての臓器の能力が落ちてきます。ある臓器のスペシャリストの言い分だけを鵜呑みにしていると、診てもらっている臓器はよくなっても、他の面で支障が出て、身体全体に大きなダメージを受けるようなことが往々にして起こってきます。

　必要性が必ずしもあるとは言い切れないような手術や治療を医師に言われるがままに行って、結果的にＱＯＬ（生活の質）を下げてしまうことはよくあることです。最悪、寿命を縮めることになってしまうこともあります。

　そうならないためにも、70代になったら、医師の言うことをあまり鵜呑みにしてはいけません。特に、大病を患ったときなどは、大学教授という肩書の医師はあまり信用しないほうがいいでしょう。典型的なスペシャリストであり、高齢者を診る経験が少ない医師が多いからです。

　これからは、医師に何かを言われても、ただうなずくのではなく、自分で考える習慣をつけましょう。はたしてこの指示に従って、自分は長生きができるのか、自分が望むような晩年を生きられるのかと考えるのです。そのためには、自分なりの情報収集や別の医師の見立てを聞くなどといった努力も惜しんではいけません。

統計データと長寿者の知恵を参考にする

私たちが健康に長生きをするためには、医師はそれほど信頼に足る存在ではありません。前述のとおり、個々の臓器の専門の立場から診るだけで、元気に長生きをするためにアドバイスをするわけではないからです。

では、私たちが長生きをしたいと考えたとき、何に頼ったらいいのでしょうか。

私がまず頼りになると考えているのは、「統計データ」です。

先ほどもご紹介した医学博士の柴田博先生は、東京都老人総合研究所で、とても有用な統計をとってすばらしい研究結果を多数残されています。たとえばコレステロールの数値と死亡率の関係などを、長年にわたって多数の高齢者を追跡調査したり、ＢＭＩと死亡率の関係についても分析したりしています。

それらのデータが示すものは、私たちがこれまで考えていた「コレステロールが低いほうが健康だ」、「やせているほうが長生きできる」といった医学常識とはまったく逆のものなのです。

そもそも医学とは、不完全なものです。そのときどきの最新の研究結果が常識となっているだけで、数年後にはまったく役に立たなかったり、まったく逆の評価に変わることもよくあることです。

精神疾患の治療法として考案されたロボトミーなどがいい例です。これは脳に外科手術を施して統合失調症の患者さんを大人しくさせるもので、当初は画期的な治療法として研究者はノーベル賞まで受賞していますが、のちに重大な後遺症を負うことがわかり、いまではまったく行われていません。

マーガリンも、動物性の油脂を成分とするバターより、植物性の油脂を成分とするので身体によいともてはやされた時期がありました。しかしいまでは、マーガリンに含まれるトランス脂肪酸の取り過ぎは身体によくないということで、あまり見かけないようになりました。

このように、医学常識や健康常識というものは、研究が進歩することで日々変わっていくものなのです。

いま、動脈硬化の予防のために、コレステロールや血糖を抑えようと食事制限をする人がいますが、ｉＰＳ細胞を使った治療技術が進歩すれば、そんな我慢をする必要もなくなるかもしれません。傷んだ血管にｉＰＳ細胞を生着させれば、新品の血管に再生できるようになるからです。

もし、ゲノムの解析が進めば、血圧が高いと心筋梗塞になる人と、血圧が高くても心筋梗塞にならない人が事前にわかるようになるかもしれません。いまは、どちらが心筋梗塞になるのか誰もわかりませんので、血圧が高いと、どちらの人も数値を下げて予防することになります。しかし、放っておいても大丈夫な人がわかれば、その人は我慢して下げる必要はなくなります。これまでの一律に血圧を下げるというやり方自体が、時代遅れのものと変わっていくでしょう。

結局、医学とは、不完全な発展途上の学問だということです。だからこそ私は、現実をとらえた統計データこそ、もっとも嘘のない信頼に足るものだと考えています。特に柴田先生のデータは、高齢者の実態を長年追ったものが多く、私は大いに参考にさせていただいています。

柴田先生の研究がすばらしい点はもう1つあり、100歳まで生きた人たちを「百寿者」として、追跡調査をしている点です。100歳まで生きるような長寿の人は、どんな生活をしているのか、どんなものを食べているのか、その実態を調べています。

なんと言っても、実際に長生きをしている人たちについての研究ですから、非常に説得力があります。

こういった視点は、読者のみなさんにとっても、大いにヒントになるはずです。医師は、長生きの専門家ではありません。100歳を過ぎても現役だった日野原重明先生のような医師に診てもらったら、元気に長生きをするためのアドバイスをしてくれるかもしれません。しかし、たいていの医師は、特別長生きということもなく、医師の平均寿命は一般の人たちより短いのです。

そのような医師に長生きのための知恵を求めるより、あなたの身の回りにいる実際に長寿な人の知恵を借りたり、生き方を参考にしたほうがよっぽど役に立つと私は思います。

幸い人生１００年時代がやってきて、80歳を過ぎても元気で、はつらつとした人は増えてきました。「自分もこういうふうに歳をとりたい」と思えるような長寿者は、すぐに見つけられるのではないでしょうか。そのような人たちの生活や考え方は、私たち自身の晩年を幸せにするのにとても有効なものであると考えます。

70代の人のかしこい医師の選び方

70代になったら、医師の言うことを妄信したり、過剰な期待を抱くことはやめたほうがいいでしょう。しかし実際問題としては、高齢者であればなんらかの理由で通院をせざるを得ない人も多いでしょう。

そのときにどのような医師を選んだら、70代、80代以降も元気に生きていく助けとなるのでしょうか。晩年の生活を考えるうえでは、医師選びもキーポイントです。

もっとも簡単な医師の見分け方は、薬について話をしてみることです。たとえば、処方された血圧の薬を飲んで不調を感じた場合は、「この薬を飲んだら、身体がだるいんです」、「薬を変えたら、頭がぼんやりするんです」などと率直に相談をしてみましょう。

そう不調を訴えても、「でも、血圧は正常です。そんなわけないですよ」、「薬をやめて、死にたくないでしょ」、「これはいい薬だよ」などと言って取り合わず、処方した薬を再考しない医師だったら、その病院に通うのはもうやめましょう。

高齢になると身体機能も個人差が大きくなりますので、同じ薬を飲んでも平気な人もいれば、だるさやふらつき、眠気などの症状が出てしまう人もいます。それなのに、「身体にいいのだから飲みなさい」と、教科書どおりの診療しかできない医師なら、70代以上の人が診てもらう医師としては非常に不安です。

そもそもこういった医師は、高齢者を診る経験が少なかったり、高齢者を診療する基本がわかっていない可能性がありますので避けたほうが賢明でしょう。70代の人が診てもらうなら、できるだけ高齢者を診てきた経験があって、患者が苦痛なく楽に生活できることを第一に考えてくれる医師が理想的です。そのような医師であれば、患者が70代、80代になっても元気に生活していける可能性は高まると私は考えます。

逆に、患者の生活の質よりも、自分の診断に執着して治療法を押しつけてきたり、高齢者の身体のことを理解しておらず、まったく融通の利かない医師だと、高齢になってからの生活の質は落ちかねませんし、最悪、寿命を縮めるリスクもあると言えるでしょう。

まともな医師であれば、薬の相談をされたときも、患者の訴えをしっかり聞いて、「そうか、薬が合わなかったんですね。すみません」、「今度、この薬を試してみましょう」、「血圧はちょっと高めにコントロールしておきましょう」などと対応してくれるはずです。このような人なら、高齢者にとっても、いいかかりつけ医になるはずです。

もう1つ、医師選びで大切なのは、70代の人間関係に共通して言えることですが、嫌な人（医師）とはつき合わないということです。70代になると、数週間に1回、あるいは1ヵ月に1回なり通院して、医師と顔を合わす頻度も増えてきます。そのようなかかりつけ医となると、「相性」がとても重要な要素です。

会うたびに気疲れしたり、嫌な気持ちになるような医師とはつき合わないほうがいいでしょう。お金を払っているのは患者のほうなのですから、わざわざ嫌な人に診てもらうこともありません。

ただ、いつも長い時間待たされるので嫌だという場合は、その点は我慢してもいいかもしれません。いい医師ほど、待たされるものなのです。患者が殺到し、丁寧に診察もするから混んでいるのです。本でも持って行って、気長に待つことも仕方ないかもしれません。

一方で、偉そうにしている医師、自分の治療を押しつける医師、患者の話を聞かない医師などもいまだにいると聞きますが、そんな医師とつき合う必要はありません。患者のなかには、威張っている医師に頭ごなしに言われるほうが安心するという人がいると聞いたことがありますが、大多数の人は、ニコニコと患者のところまで下りてきて、話を聞いてくれるような医師のほうが安心するのではないでしょうか。

会うと気持ちが楽になる、話しやすい雰囲気があるといった医師のほうが、体調の悪いときに会うのですから、あなたの健康にもいいはずです。無理をして、気に入らない医師とつき合い続ける必要なんてないのです。

もちろん、この先生の言うことなら信用できる、この先生に診てもらうと安心するという医師にすでに診てもらっているのなら、あらためて医師を代える必要もないのは言うまでもありません。

70代のための「がん」とのつき合い方

70代になると、がんを患う人も増えてきます。がんとどうかかわっていくのかということは、この年代の大きなテーマでしょう。もっとも重要なポイントとなってくるのは、がんが見つかったときに、手術をするのかどうかという点です。

私は、50代以下であれば手術をしてもいいと思いますし、60代でもグレーゾーンではありますが、まだ、大丈夫かもしれない。ただし、70代以上の人であれば、手術はしないほうがいいと考えています。

70代の人が、がんで手術をすれば、確実に体力は落ちて老け込みます。もし、消化器系のがんであれば、手術がうまくいっても栄養障害がともなうので、その後の生活の質を落とし、それまで現役のころのように元気だった人でも、一気によぼよぼの老人になります。身体全体の機能を落としてしまいますので、他の病気にかかってしまうリスクも高くなるでしょう。

しかし、それでも手術をする人が多いのは、たとえ手術で身体が弱っても、そのほうが手術しないよりは長生きできると考えるからです。

つまり、よぼよぼになっても一年でも長く生きるか、数年早く死んだとしても、元気な状態を長く持続して生きるか、どちらをとるかという決断を迫られることになります。

これは生き方の問題ですから、どちらが正解ということもありません。みなさんそれぞれが、お決めになったことが正解なのでしょう。70代になったら、実際にがんにならなくても、一度、自分はこれからの晩年をどう生きたいのか考えておくことも、いざというときに慌てないためには必要かもしれません。

私の場合は、繰り返しますが、70代になったら、手術はしないほうがいいと考えます。70代でがんが見つかったとしたら、手術をしても、しなくても大差はなく、むしろしないほうが元気に長生きできる可能性が高いのではないかと考えているからです。

これは近藤誠先生の説ですが、がんには2つの種類しかなく、1つは転移するがん、もう1つは転移しないがんだといいます。転移しないがんであれば、放っておいても死に至ることはないので手術も必要ないという立場です。

がんが大きくなって臓器を押して痛みの原因になったり、通過障害となるような場合に限っては、支障が出ないように最小限取り除くという考え方です。

私もこの説が正しいと支持しています。なぜなら私が、高齢者専門の浴風会病院に勤務していた当時、亡くなられた方のうち年に100人くらいの解剖結果を毎年、目にしていましたが、85歳を過ぎた人で、体内のどこにもがんがない人なんていなかったからです。

歳をとればとるだけ、がん細胞というできそこないの細胞を、身体はつくってしまうのです。高齢になればみんな、身体のどこかにがんを飼いながらも平気で生きているということです。そして、自分ががんであったことも知らないまま、別の理由で亡くなっているのです。

つまり、転移するがんでなければ、特に高齢者であれば、放っておいても死に至ることはないのではないかと私も考えています。

逆に手術をして身体を弱らせるほうが、生活の質を落としますし、寿命も短くなると考えます。

ただ、がんが見つかった段階では、転移しないがんなのか、転移するがんなのかははっきりしません。転移するがんだったら困るので、手術をしておこうという考え方も当然あると思います。

しかし、仮に転移するがんだったとしたら、手術をしても、しなくても、がんで亡くなる可能性が高く、結局、同じ結果になるのではないかと考えています。

がんは一般的に、1センチくらいのサイズになるまで検査で発見されません。もちろんその大きさでは自覚症状もなく、いわゆる早期発見です。ただ、がんが1センチくらいになるということは、最初のがん細胞ができてから、10年くらいたっているものなのです。

つまり、発見したがんを切除しても、転移するがんなら、その10年の間に他のところに転移している可能性が極めて高い。1つを取っても、時間とともにまた別のがんが大きくなり、さらに広がっている可能性が高いと考えます。だから、早期発見をして手術をしたとしても、かなり厳しい状況になると思います。

転移するがんであったら、結局、切っても切らなくても死ぬということなら、転移しないがんであることに望みを持って、手術をしない選択をするというのが私の考え方です。

一般的に、70代、80代のがんは、中高年のがんよりも進行が遅いですから、放っておいても、手術した場合と同じくらい結果的に生きられる可能性があります。少なくとも手術をしないほうが、晩年の生活の質は保たれるはずです。

現在、がんについては、早期発見、早期治療が有効であるという考え方が主流で、健診などを多くの人がまじめに受けています。確かに、中年の人が健診でがんを早期発見して、早期治療することには意味があると私も思います。

しかし、70代ともなれば、ここまで述べてきたように早期発見、早期治療にほとんど意味はありません。早期発見であれば、自覚症状がある人はほとんどいません。

そのままがんが発見されなければ、4～5年くらいは自覚症状のない状態が続き、これまでの元気さが保てるのです。

それなのに健診で発見されたばっかりに、手術をやって一気に身体が弱ってしまい、他の病気になったり、寝たきり状態になって寿命を縮めてしまうなどということはよくあることです。

まさに、「知らぬが仏」で、がんであるなどということは知らないほうが高齢者にとってはいいのです。

健診とは、本当に罪なものです。70代の人でも、律儀に自治体の健診を受けている人がいますが、このような事情を理解して受けてください。私自身は、前述のとおり、健診など無意味なものだと思っています。それよりも、3～5年に1回くらいの脳ドック、心臓ドックをお勧めします。

70代は「うつ」のリスクが高くなる

「幸せホルモン」と呼ばれるセロトニンという神経伝達物質は、40代のころから分泌量が減りだし、70代ともなると、その減少はさらに進み、不安感が募ったり、意欲が低下したりして、うつになるリスクを高めてしまいます。

もし、最近、夜眠れない、食欲がなく食べられなくなった、気分が晴れず、何事もやる気がわかない……このような症状があるのなら、迷わず精神科医に診てもらってください。

日本人のおかしなところは、風邪くらいでも簡単に病院に行くのに、心の不調の場合は自殺するまで病院に行かないというところです。これは、海外では考えられないことです。

ヨーロッパなどは保険が充実しているので医療費がタダの代わりに、予約を取ってから診てもらうまでに1週間くらいかかってしまうこともざらなので、風邪くらいでは病院に行かないという事情もあるのでしょう。しかし、自殺するくらいのうつ病の人だったら、必ず病院に行っています。

日本人はなぜか、精神科に通うことへの抵抗感があるのです。それは、心の病に対する偏見かもしれません。

しかし実際は、心の病は特別なことでもなんでもなく、みなさんが考えている以上に多くの人が不調を抱えています。人口の3％、65歳を過ぎると人口の5％がうつ病だと言われています。誰にもそのリスクがありますし、特に高齢になれば、風邪で病院に行くのと同じように、もっと気軽に精神科医に診てもらったほうがいいと私は思います。

また、精神科医の私の立場から言わせていただくと、日本社会は心の病を「病気」とはとらえないおかしなところもあると感じています。たとえば、依存症と呼ばれるものは、アルコール依存症、ギャンブル依存症、ゲーム依存症などいろいろありますが、どれも本来、心の病気なのです。

それなのに日本社会では、依存症の人間の意思が弱い、人間性がだらしないからだ、といった見方をされがちです。そして、依存する人間のほうを叩き、依存症を生み出している酒類メーカーやパチンコ屋、ゲーム会社はそれでお金儲けをしているにもかかわらず、何も批判されません。

アメリカであれば、少なくともお酒のテレビＣＭなどは、厳格な基準があって飲酒しているシーンは放映されません。一方、日本では、子どもが見るような時間帯でも平気でお酒のＣＭを流しています。

このようなところにも、心の不調は病気ではなく、その人間の精神が弱いからだといった社会の認識が透けて見えます。もし、眠れないとか、不安感でいたたまれない、生きていくのがつらいなどといったメンタルの不調を感じたとしても、それはあなたの心が弱いからではありません。

誰にも起こりうる心の不調ですから、ひどくなる前に病院に行くことが大切です。予防をすれば、自殺するほど重症になることもかなりの確率で避けられます。

実際に、新潟県の松之山町では、うつ病の可能性のある高齢者を保健師さんがフォローし、病院に連れて行くような自殺予防運動を展開し、それまでの自殺率を7割減らしています。特に高齢者には、このような予防運動が効果的なのだと考えられます。

眠れなくなったり、食が細くなったり、意欲がなくなってきても、歳をとったのだから当たり前だととらえてしまう傾向が高齢者にはありますが、そのような我慢は必要ありません。予防のつもりで精神科、心療内科にかかればいいのです。

もしこの本を、70代以上の老親をもつ子の立場の方が読んでいるとしたら、その人たちにも伝えたいことがあります。それは、もし老親が、「精神科に診てもらおうと思う」と言ったとしても、止めないでほしいということです。

本人がつらくて病院に行こうとしても、家族が、「行く必要ないよ」、「考え過ぎだよ」と止めてしまうことが意外に多いのです。本人にそれだけの自覚症状があるのなら、一緒に病院について行ってあげてください。ご家族の人たちも、70代の人たちはうつ病になりやすいということを十分に理解してください。

認知症は病気ではなく、老化現象の1つだ

かつて自民党の麻生太郎さんが、日本と中国のコメの価格差を語る際に、「7万8000円と1万6000円はどちらが高いか。アルツハイマーの人でもわかる」と発言して物議をかもしたことがありました。私もこのアルツハイマーの人を見下したような発言に、たいへん憤ったことを覚えています。

麻生さんのこの発言には、アルツハイマー病への誤った認識が背景にあって、それが社会に広まってしまったという点でもたいへん罪深いものだと思っています。

そもそもアルツハイマー型認知症の人すべてが、このような簡単な計算もできないわけではないのです。初期の段階では物忘れ程度の症状だけで、普通に日常生活も送れます。

それなのに、麻生さんの発言は、アルツハイマーになると何もかもわからなくなってしまう恐ろしい病気であるかのような誤解を人々に与えてしまったと思います。たとえば、ロナルド・レーガン元アメリカ大統領は、大統領退任の5年後にアルツハイマー病であることを告白しましたが、そのときの症状を見るかぎり、大統領在任中にはすでに発症しており、物忘れなどの記憶障害は始まっていたと思われます。それでも初期であれば、大統領も務まるのが、アルツハイマー病なのです。

そして時間の経過とともに病気が進行すると、人の顔がわからなくなったり、簡単な数の大小の比較もできないくらい重症化することもあります。これくらい、病状の軽重に幅があるのが、アルツハイマー型認知症の実像です。

ですから、認知症と診断されたとしても、直ちに記憶を失って何もかもわからなくなるわけではありませんので、落ち込まないでください。

私たち医師も、介護保険の適用を受けられるように、患者のことを考えて、ちょっと物忘れが始まったという程度でも、認知症と診断することがあるのです。過剰に心配する必要はありません。

統計上でも、85歳以上の4割、90歳以上では6割が認知症です。これまで多くの高齢者の解剖結果を見てきた私の経験でも、85歳以上で脳にアルツハイマー型認知症の変性がない人はいませんでした。

つまり、このくらいの歳になれば、症状が出ていなくとも、脳の病理としてはみんな、アルツハイマーになっているのです。

もはや認知症は、病気ではなく、老化現象の1つと考えたほうがいいと私は思います。歳をとると髪が抜けたり、しわが増えたりしますが、それと同じように誰もが老化によって認知症になるのです。その症状が現れるのが、早いか、遅いかの違いです。

不幸にして、人の顔も話もわからないほど進んだとしても、意外にもそのような重度の患者さんは、みな表情は笑顔で明るいものです。認知症が重くなると、その人を「多幸的」にしていくのです。

高齢者専門の精神科医として長年、高齢者を診てきた私からすると、少なくとも本人にとっては、うつ病で死ぬよりも、認知症で死ぬほうがよほど幸せだと思えます。まわりのことが見えすぎるよりも、いろいろ忘れたり、わからなくなってくるほうが、本人にとっても幸せなのではないでしょうか。

認知症は、長生きをすれば誰もがなる老化現象です。私がこれまで診てきた経験では、発症しても、日ごろから頭を使っている人のほうがその後の病気の進行も遅くなるように感じています。

つまり、認知症と診断されても、急に介助されるだけの生活を送るのではなく、これまでどおりの生活を続けて、いまある機能を使い続けていくことが認知症の進行を遅らせることにつながると私は考えます。

医学は発展途上の学問である

私はこの章で、70代になったら、長生きできる確証のない薬を律儀に飲む必要はないし、医師に勧められるがままに、がんの手術をする必要もない。健診も無意味だから受けなくていいと述べてきました。

読者のみなさんのなかには、かなり突飛な意見と思われた方もいるでしょう。確かに、ほとんどの医師はそのようなことは言いません。

しかし、ここまで述べてきたように、血圧や血糖値、コレステロール値を抑えることが長寿につながるというような、日本人を対象にした大規模な統計データはないのです。

がんの手術についても、したほうがいいのか、しないほうがいいのか、明確な判断材料はありません。近藤誠先生は早期発見、早期治療が意味のないことであると主張して、がんを切らないでうまくいった人たち150人の証言を集めた『がん放置療法のすすめ』（文藝春秋）という本を書きました。

その本に対しては猛烈に反発する医師たちもいて、彼らは、近藤先生の放置療法を受けて亡くなった患者さんの例を集めて、徹底的に批判するというような愚かなことをやっています。

本来、科学的立場で批判をするなら、放置療法群と自分たちがやっている従来の治療群の5年後、10年後の生存率を比較調査して、自分たちの治療の優位性を示すべきなのです。それなのに、「近藤先生の言うことを聞いて死んだ人がいる」と批判するだけなのですから、説得力は何もありません。

健診についても、そこで検査される数値のほとんどが、病気とのはっきりとした因果関係があるとは言えないものばかりです。

このように、現在流布している医学常識も、明確なデータに乏しいものが多いのです。はたして、このようなものを、言われるがままに信じていていいのでしょうか。

医師についても、とくに大学病院では、ある臓器のことしか知らない医師や、研究室にこもっているだけで高齢者を診てきた経験が乏しい医師がむしろ多数派です。実は、そういった人たちが、日本の医療界では大きな影響力をもっていて、現在の医療をつくっていると言えるのです。

そのような医師を妄信することは、私は愚かなことだと思っていますが、いまだに大学病院の教授という肩書をありがたがって信奉する患者さんが多いのも事実でしょう。そういった患者さんを否定する気もありませんし、自分の信じたい医師、信じたい医療を選択すればいいと私は考えています。

彼らの言っていることに従えば長生きできるという確証はありませんが、私が言っている長寿のための方法論についてもエビデンスがないということでは同じです。ただ、どちらもエビデンスがないのであれば、私の言っていることのほうが、研究室で動物実験をしているような医学部の教授よりも、多少なりとも臨床疫学に近いということです。

これまで私は、浴風会病院に勤めてから、すでに30年以上、６０００人くらいの高齢者を診てきました。その経験則から、この本では70代の人たちのための健康法を述べています。

また、医学というものが、発展途上の学問であることも忘れてはいけません。いま現在わかっているだけの「中途半端な」医学だと承知して信用するのも1つの方法ですが、どうせあてにならない医学なら、「苦しいよりも楽なほうを優先する」のも1つの考え方です。我慢をしても長生きできる確証がないのなら、いまの生活において快適さを優先するという視点がもう少しあってもいいのではないか、と私は考えています。

どちらを信じるかはもちろんみなさんの自由ですが、まだまだ医学とは発展途上の学問であるという認識をもつことは、今後、みなさんが医療とかかわっていくなかで大事なことだと私は考えています。

第4章

退職、介護、死別、うつ……
「70代の危機」を乗り越える

定年後の喪失感をどう克服するか

現在の60代後半から70代にかけての期間は、人生のなかでもいくつもの困難に直面する時期になったと私は思います。

親や配偶者の介護や親しい人との死別、働き慣れた職場を離れるなど、超長寿化が進むなかで、70代は新たな人生の節目となってきたと言えます。

若いときであれば、そうした人生の重大事も乗り越えていくことが比較的たやすいのですが、心身の機能が衰えてきた70代にとっては、かなりの負担になることもあります。

どうやってこれらの「70代の危機」を乗り越えて生きていけばいいのか、この章では精神科医の立場から述べられればと考えています。

まず、定年退職について考えてみたいと思います。

これまで勤めてきた会社の定年を迎えるということは、人生の大きな節目と言っていいでしょう。特に男性にとっては、人生＝仕事のような生き方をしていた人も多く、ここから新しい自分の人生をどうつくっていくか戸惑う人も当然います。

勤めていた期間が長ければ長いほど、ある種の喪失感を覚えて、ふさぎ込んでしまう人もいます。

もしそれが、職場を離れたことで仲間を失ったという喪失感なら、また、同期で集まったりする機会を定期的につくってみましょう。昔の仲間と飲んだり、ゴルフをすれば、気分も晴れるはずです。もはや退職しているわけですから、気の合う仲間とだけ交友を楽しめばいいのです。

問題なのは、会社を辞めたことで、自分の人生や自分自身を失ってしまったかのように感じている場合です。そのような人は、「会社に勤めていたときの自分が本当の自分であった」、と考えていることが往々にしてあります。しかし、そういった考えは、錯覚にすぎません。

勤めているときは部長だった、専務だったと以前の肩書に辞めてからもいつまでも執着している人は、こういった錯覚をしがちです。肩書がなくなったことで、本来の自分ではなくなったような寂しさを感じるのです。しかし、肩書や属性はうわべの部分であって、あなたという人間の本質には関係ありません。

たとえば部長のときは親しくつき合っていた人が、自分が会社を辞めたとたん対応が悪くなったとしたら、その人はあなたの肩書を見てつき合っていただけなのです。そんな人間関係が、うれしいでしょうか。

やはり、自分という人間性を認めてくれて、親しくつき合える人こそ、親友と呼べるのは当然のことです。

私たちが大切にしているのは、その本質の部分であって、肩書などではありません。会社を辞めて、「ただの人」になったと落胆することはないのです。むしろ、肩書から自由になることで、まわりもあなたを本質の部分で評価しますし、あなたもありのままの自分を認めてくれる本当の人間関係をつくるチャンスが増えると考えることもできます。

また、仕事をしていたときの自分は能力を発揮していたし、輝いていたと思う人もいるでしょう。それに比べ、いまの自分はたいしたこともやっていないとがっかりするかもしれません。しかし、会社を辞めたいまでも、これまで仕事をがんばってきた経験やそこで得た能力、知恵などは、いまもあなたのなかにあるのです。

本質の部分は、会社を辞めたからといって、何も変わりません。がっかりなどせず、いまもあなたがもっている能力や経験を、次の仕事や社会のために役立てることを考えてください。

退職を契機に落ち込み、活動レベルが一気に落ちることは、老化を加速させる大きなリスクです。そのためにも、いつまでもふさぎ込んでいるのではなく、新たな仕事やボランティア、趣味の活動などを始めることをお勧めします。

趣味は働いているうちにつくろう

仕事をすべてリタイアした人にとっては、趣味があるかどうかはとても重要です。特に男性にとっては、リタイア後に老け込むかどうかに大いにかかわっています。

理想的なのは、仕事をしているときから、リタイア後も続けられるであろう趣味をすでに見つけておくことです。

私の場合は、ワインと映画を撮ることが、これから歳をとっても続けられる趣味です。映画を撮ることは、予算がかからない作品でいいので、いくつになってもずっと撮り続けようと思っていて、これは趣味的な仕事になるでしょう。

私は30代後半で病院に常勤することを辞めて、フリーの立場で、医師や作家、受験指導から映画監督など、さまざまな活動をしてきましたので、自分なりの趣味が見つけられた面もあるでしょう。

　これがずっと、定職に縛られているような働き方だったら、趣味も見つけられなかったかもしれません。会社勤めをしているような人だと、どうしても仕事だけで時間が忙殺されてしまう傾向がありますので、意識して趣味をつくろうとしないと、定年まで無趣味できてしまうということがほとんどではないでしょうか。

　退職するまで無趣味できてしまって、リタイアを目前にして、仕事を辞めてから何をしようかと慌てはじめる人はたくさんいます。ところが、いざ何をしようか探そうとしても、前頭葉が老化していると、簡単にはそれが見つからないのです。

　そうならないためにも、50代や60代の勤めているうちに、趣味をつくっておくことが重要です。

　高齢になればなるほど、前頭葉も委縮しますし、男性ホルモンも減少し、新しいことを始めることがおっくうになってきますので、その点からも、少しでも若いうちに趣味を見つけておくことは大切です。

　ただ、リタイアしてから趣味を探そうという人も、もちろん遅いというわけではありません。若いときに好きでやっていたことを、あらためて再開してみるのも1つの方法です。昔はわからなかった魅力や面白みに気づいたり、若いときの気持ちを取り戻したりと、再び楽しい趣味になるかもしれません。

以前からやりたいと思っていたが、仕事ばかりで時間がなくてできなかったものに取り組んでみるのも、リタイアしたからこそできる贅沢です。

大事なのは、あれこれ考えていないで、まずはやってみることです。試してみて面白くなければ、やめればいいのです。いちばん無意味なのは、やる前からあれこれ考えて、結局何もやらないことです。

時間は自由になるのですから、新しくチャレンジする楽しさのほうに目を向けてください。否定的な理由ばかりつけて動かないことが、老化を進めます。

定年を機に家にこもりがちになったりせず、新たな活動を模索してください。いまの70代の人は、それができるくらい元気なはずです。

介護を生きがいにしない

70代になれば、家族の介護に直面する人も増えてきます。これまでも配偶者を介護することは70代にはよくありましたが、いまでは、70代の子が90代の親を介護するということも増えています。

介護にかかわる際に、ぜひ、気をつけていただきたい点が1つあります。それは、介護を「生きがい」にしないという点です。

70代になって退職し、次の仕事や趣味などもなく、これといって毎日やることがなくなった人に限って、介護を次の生きがいにしてしまう人がいます。

時間はとにかく自由になりますから、一生懸命、介護に取り組むことができます。すると、自分は相手の役に立っているという満足感は得られますし、介護される人から感謝されることもありますので、いっそう介護にのめり込んでいくのです。

しかしこういった介護へのかかわり方は、その人の晩年を駄目にしてしまう可能性が高いのです。介護される人も、介護してくれる家族が自分の介護で不幸になることを望んではいないはずです。

なぜ、介護にのめり込むと、その人の晩年が駄目になってしまうのでしょうか。

まず、介護とは、嫌な言い方をすれば、「時間つぶし」には最適だということがあります。やろうと思えば、あっという間に丸一日、それだけでつぶれます。そうなると、自分のための時間はまったくとれなくなります。

介護は3年続くのか、5年続くのか、それとも10年続くのか、終わりのわからないものです。それだけの期間、ずっと自分の時間を介護に注いでいると、これまでの友達とは縁遠くなりますし、趣味もつくれず、娯楽の時間も皆無になります。そうした生活が続くと、当然、精神的にも追い詰められてきて、メンタルを害することもあります。

精神的にきつくなってくると、在宅介護をしていても、要介護の人に対して暴言などの虐待行為をしてしまうケースも出てきます。在宅介護をする家族の３〜４割の人が、暴言などの虐待経験があるというデータもあります。

70代は体力的にも若いときより落ちてきていますから、介護にのめり込めばのめり込むほど、身体を壊してしまうリスクも高まります。

介護を生きがいにするということは、まず、介護者の心身を壊しかねない危険性があるのです。

そして介護を生きがいにしてはいけないもっとも大きな理由は、介護していた家族が亡くなったあと、その介護者が一気に衰えてしまうという点です。60代後半や70代まで介護に明け暮れていると、介護していた家族を見送ったあと、今度、自分が何もすることがなくなってしまうのです。

70代のうちから仕事をしていたり、ボランティアなどの社会参加や、趣味の活動などをしていた人は、80代でもそれを続けている場合が多いものです。

しかし、いままで介護だけで、何もやってこなかった人が、70代や80代で介護が終わって時間ができたから何かを始めようとしても、それはかなり難しいことです。

結局、家族を見送ったあとは、何もせず毎日過ごすようになり、介護廃人のようになって老いてしまうということがよくあるのです。

そのようなことにならないためにも、70歳前後の人が家族の介護に直面したら、介護保険制度なども駆使して、いかに楽をするかという視点でヘルパーさんの手などを借りてください。場合によっては、施設などに入所してもらうことも考えましょう。そのような決断をしても、なんら罪の意識を感じる必要はありません。そのほうが、介護する人、される人のお互いのためでもあります。

介護する人もいきいきとした70代を送れますし、時間が自由になった分、頻繁に要介護の人のもとへ会いに行けばいいのです。

家族同士で介護していると、疲労から、介護者が虐待行為をするようなことも起こりがちですが、第三者の手を借りて自身の負担を抑えていれば、そのようなことも防げます。特に認知症の人を相手にした介護だと、意思疎通がはかれず、つい感情的になってしまうことも起こりがちですが、他人による介護であれば、いがみ合うこともないでしょう。

ところが日本においては、いまだに封建的なところが残っていて、家族の介護は家族ですることが美徳のように思われています。そのような風潮が、介護者たちを追い詰めている現状があります。早くそういった価値観から抜け出さないと、今後、日本の超高齢社会は乗り切れないところまで来ています。

介護を生きがいにしないということは、70代の人が、この先80代、90代も元気に生きていくためにはとても大事なポイントです。

在宅介護より在宅看取りという選択肢

「在宅介護」と「在宅看取り」という言葉がありますが、これらを混同している人はかなり多くいます。

在宅看取りは、一般的にがんのように死期がわかっている病気において、最期くらいは病人の好きなようにさせようと、慣れ親しんだ自宅で最期を看るというものです。一方、在宅介護は、死期はわかりませんが、心身が不自由なので自宅で介護するというものです。

在宅看取りは、数ヵ月からせいぜい1年くらい、病人が好きなものを食べたり、好きなことをやったりしながら残された時間を過ごせるようサポートするものです。期間がある程度決まっていますし、病人も、がんなどなら、ぎりぎりまで自分で排泄など身の回りのことができて、コミュニケーションも正常にとれますので、介護する負担が比較的少なく、家族も最期までお見送りをすることが可能です。

しかし、在宅介護の場合は、まず、いつまで続くのかわからないという点が介護者を追い詰めます。献身的に尽くしたとしても、相手の認知症が進んでいると、感謝の言葉どころか暴言を吐かれたりもします。

寝たきりであれば、排泄や入浴、食事など、介助することは多岐に及び、身体的負担もかなり大きくなります。

このため、在宅介護を家族だけで一手に引き受けると、介護者がつぶれてしまうことにもなりかねません。在宅介護をなさるなら、必ず公的サービスなど、第三者の力を最大限に借りることをお勧めします。

私はこのような理由から、在宅介護にはあまり賛成ではありません。いい施設があるなら、そこを利用しながらも、頻繁に会いに行くようにすれば、そのほうがお互いにとってよいと考えています。

一方、在宅看取りについては、私は積極派です。これは、病院で最期を迎えること自体が、すべて駄目だと言っているわけではありません。

よく、死期が迫った患者が、病院のベッドでいろいろな管を入れられて「スパゲティ状態」になっていることを、かわいそうだという論調がありますが、実際は、本人はすでに意識がないのですから、痛くもかゆくもないのです。

ただ、意識がある場合は、病院で死ぬか、自宅で死ぬか、と言われたら、私は自宅を選びます。

病院に入ってしまうと、つらい治療や手術なども、施されてしまうことがあります。もちろん、手術の同意書はとられますが、それ以外のことで、医師が勝手に決めることができる治療は多いのです。医師は患者が楽か苦しいかではなく、検査データを正常にもっていくことを選びがちですので、最後の最後に苦しい思いをしてしまう可能性は否定できません。

当然、苦しい思いをしても少しでも延命したいというのであれば、病院に入ればいいと思います。

しかし、遠からずいずれ死ぬことがわかっていて、意識もあるのなら、家で死ぬという選択肢があってもいいと考えます。

昔は緩和医療が普及していませんでしたが、最近ではホスピスも増えています。そのようなところに入れば、最期の時間を自分の望むように過ごせるよう支援してもらえます。ただし、１泊数万円は当たり前にかかりますから、かなりの費用が必要です。

ただ、やはり、自由度で言えば、家のほうがはるかに上です。病院であれば、その施設のルールに合わせて生活せざるを得ませんが、自宅であれば、なんの制約もなく自分の時間を過ごせます。食べたいものを食べることも、そのほうが可能でしょう。もちろん、そのかわり、喉につかえて死ぬリスクもありますが、それでも最期くらい、好きなように過ごしたいという気持ちは私には理解できます。

意識があって、いずれ近いうちに死ぬことがわかっているのであれば、在宅看取りは、立派な選択肢と言っていいでしょう。ただ、それを実現するためには、環境整備が欠かせません。家族の協力も得たうえで、ケースワーカーやケアマネジャーと相談して態勢を整える必要があります。

配偶者や親との死別を乗り越えて生きるには

70代以降になると、親しい家族との死別を経験することもあるでしょう。昔なら40代くらいで自分の親と死別していたものですが、いまでは70代になってから親を見送ることも増えてきました。配偶者との死別を経験する人も、70代にはだんだん増えてくるでしょう。

このような親しい人との死別からなかなか立ち直れず、うつになってしまう人もときにはいます。70代はセロトニンや男性ホルモンの分泌が減少してきているので、うつになりやすくなっているのです。

では、どうすれば、そのような死別を70代の人たちはうまく乗り越えていけるのでしょうか。

まず、親との死別については、子も高齢なこともあり、若くして親を失うときほど大きなショックを受けないと思われがちです。しかし現実は、そうでもありません。実際に、60代、70代の人が90代の親と死別して、うつになってしまったような話はたくさんあります。

私がこれまでみてきたケースでわかったのは、親の死がとてもこたえるという人は、親子関係に対する罪悪感をもっているということです。これまで不仲であったり、親不孝ばかりしてきた、親孝行もろくにできなかった、そんな思いが罪悪感となっていて、いざ親がいなくなってみると喪失感に耐えられなくなってしまうのです。

在宅介護を一生懸命やる人も、これまで親に何もしてあげられなかったという引け目があって、そのようにしている部分は大きいと思います。

日本人の不思議なところは、親が要介護になれば一生懸命に面倒を見るのに、元気なうちはほとんどコンタクトすらとらない。特に息子の場合は、結婚してからも頻繁に母親に連絡をしていたら、奥さんにマザコンと責められてしまうからできないということもあるでしょう。娘であっても、結婚したら自分の家庭がありますし、実家のほうばかり向いているわけにもいかなくなります。

しかし本当は、日本人はもっと、親が元気なうちに親孝行をするべきなのだと思います。おいしいものを食べに連れて行ったり、一緒に旅行をしたり、どんなことでもいいですから、もっと日常的に親孝行をして大切な経験を積み重ねるべきなのでしょう。それがあれば、親との別れを迎えたとしても、その経験が罪悪感や喪失感に苛《さいな》まれることを救ってくれるように私は思います。

配偶者と死別した際にも、ガクッと落ち込んで一気に老け込んでしまう人がいます。夫が先に亡くなった場合には、残された妻が、せいせいしたかのように、これまで以上に生き生きとすることがありますが、その逆に、妻であろうと、夫であろうと、配偶者の死に立ち直れないほど大きなショックを受ける人もいます。

それはその人が、とても充実した夫婦関係を築いていたという証でもあります。それだけ濃密な人生を生きてきたということであり、その部分を、もっと誇らしく思ってもいいのではないでしょうか。

親との別れもそうですが、親しい人との死別を乗り越えるには、そのつらい思いを素直に話せる友達がどれだけいるかということも大事な要素になってきます。ひとりで閉じこもっているだけでなく、時には心を許せる相手にその悲しみを打ち明けることで、心が救われ立ち直っていく力になるのです。これまで他の章でも述べてきたように、70代になっても孤立することなく、人間関係を保ち続けることがやはり重要なのです。

70代ともなると、だんだん人づき合いがおっくうになり、夫婦ふたりで行動することが多くなります。食事に行ったり、旅行に行ったり、趣味の活動や、ちょっとした外出までいつも夫婦一緒ということも起こってきます。

しかし、その関係は永遠には続きません。必ずどちらかが先に亡くなり、どちらかが残されることになるのです。

残されたほうは、これまで長い間、夫婦ふたりでしか行動していなかったので、他の人間関係がほとんど絶えています。すると、ひとりぼっちになってしまいがちで、死別の悲しみのなかから立ち直れないということも起こってきます。

だからこそ70代になったら、行動のすべてが「夫婦ふたりユニット」になってしまわないように気をつけるべきです。夫婦だけの閉じた人間関係ではなく、他の人たちとの接点も互いに保っていくように心がけましょう。

夫婦のどちらが先に亡くなるかはわかりませんが、そうすることが、残されたパートナーが、その後の人生を健やかに生きていく支えになることは確かなのです。

高齢者のうつのサインを見逃さない

70代以降の人が一気に老け込む要因として、第3章ではがんの手術を挙げましたが、それと同じくらい典型的なものにうつ病があります。うつになると、食欲も落ちてやせますし、外出する意欲もなくなり活動レベルも急激に落ちます。そのため家にこもりきりになり、運動機能も脳機能もあっという間によぼよぼになってしまうのです。

脳内物質のセロトニンや、男性ホルモンが減少している高齢者は、うつにかかるリスクも高くなっています。意外に思われるかもしれませんが、70代の前半くらいまでは、認知症の人よりも、まだうつ病の人のほうが多いのです。もう少し高齢になって、その数は逆転していきます。

意外に多い高齢者のうつ病ですが、なかなか医師にも診てもらわず、見過ごされている人がたくさんいます。そのようなことが起こるのも、高齢者のうつに特有の2つの事情があるからです。

まず1つが、高齢者が「最近、やる気が起きない」、「食欲がなくなった」、「夜、何回も目が覚める」、「早朝に起きてしまう」といった症状を訴えたとしても、「歳のせい」で片づけられてしまうということです。

精神科医の私からすれば、これらは典型的なうつ症状だとわかるのですが、本人も家族も、場合によってはかかりつけの医師も、歳のせいだから仕方ないと、専門医に診てもらおうと言い出さないことがよくあります。

そのうち、着替えもあまりしなくなってきた、物忘れの症状も出てきたとなると、認知症と診断されてしまうこともあります。

しかし、これらの症状は、うつ病によっても引き起こされるのです。実際、そういった患者さんに、うつの軽い薬を飲んでもらうだけで、食欲も戻り、夜はぐっすり眠れ、物忘れも減って、着替えもしっかりするようになることがあるのです。

そしてもう1つ、高齢者のうつは、うつ病特有のうつ気分があまり目立たないという特徴もあります。「早く死にたい」、「早くお迎えがくればいい」と言う人もいますが、それほどうつ気分が目立つこともなく、それより身体化症状、つまり、腰が痛い、身体がだるい、食欲がない、便秘をするといった部分が目立つことが多いのです。そのため、うつだとまわりから気づかれづらい面があります。

このように、高齢者のうつは、なかなかうつ病と認識されづらい特徴があるのです。だからこそ、家族などまわりの人が、うつのサインを見逃さず、適切に対処することも大切です。

まわりの人間が見ていて、もっとも迷うのは、認知症とうつのどちらなのかという判断です。

70代の親が物忘れが多くなって、着替えもせず、外出もしなくなったとしましょう。これは、認知症の症状でもありますし、うつの症状でもあります。

このときいちばんいい見分け方は、その症状がいつから始まったのかを確認することです。認知症であれば、病状はゆっくり進んでいきます。脳梗塞でもなければ、ある日突然、物忘れが始まることもなく、少しずつ始まっていくものです。

そのため、いつから症状が出ているのかを聞かれても、そばにいる家族でもはっきりと答えられないことが多いのです。「数年前から、少しずつです」といった答え方になります。

一方、うつ病の場合は、「去年の3月くらいから」といったように1ヵ月間くらいを境に、物忘れが急にひどくなった、全然着替えをしなくなった、食欲がなくなったといった認識になります。

たとえば、正月に実家に帰ったときに元気だった親が、夏のお盆の時期に戻ってみたら、急に家の中がぐちゃぐちゃで、物忘れも激しくなっているということがあったとしましょう。このような場合だと、認知症というよりはうつの可能性が高いと私は思います。

うつの可能性があるのであれば、放っておかず専門医に診てもらいましょう。早めに受診をすれば、重症化せず、日常生活にも元気を取り戻すことができるでしょう。

うつになりやすい人の「考え方」、なりにくい人の「考え方」

高齢者をよく診療していると、うつ病とまでは言わなくても、「セロトニン不足症候群」と言えるような人もかなりの数います。

セロトニンが足りなくなると、痛みの刺激に敏感になったり、不安感が高まったりします。そのため、四六時中不安感が強くて、あそこが痛い、ここが調子が悪いと、ひっきりなしに不調を訴えるようになります。

こういう人たちに、うつ病の薬を飲んでもらい、脳内のセロトニンを増やすと、これまでの不調から解放されることがよくあります。セロトニンが十分足りていると、痛みにも鈍感になりますので、最近はそれがわかっている整形外科の医師などは、腰痛の患者に処方したりすることもあります。

うつの薬は、若い人にはなかなか効かないことが最近問題になっていますが、高齢者に対しては、かなりの確率で効果が出ます。これは、高齢者の脳でセロトニンが減少しているからだと私は考えています。

もちろん薬にばかり頼るのではなく、カウンセリングで症状の改善を促すことは大前提です。ただ、高齢者の場合は、少々薬を使うだけで元気になりますので、薬の副作用を気にしすぎずに、柔軟に対応してもいいと私は考えています。

私たちがうつを予防しようと考えたときも、セロトニンを増やす生活をすることが第一です。第2章でも述べましたが、粗食はやめて肉を食べ、陽の光を浴びる習慣をつけて、適度の運動を心がけることです。

日ごろのものの考え方でも、これまで完璧主義の傾向が強かった人は、もうそのような考え方はやめましょう。こうあるべきだと思っていたことが、歳を重ねると自分もできなくなるのです。完璧主義の人は自分にも厳しいので、できない自分に愕然として落ち込むことになります。

しかし、もう昔のように若くはないのです。できなくても当たり前だと思って、いい加減でいいのです。

歳をとるほどにほとんどの人が頑固になりますが、そのような傾向も、自分自身を苦しめることになります。自分と違った価値観や、間違っていると思われる考え方に触れても、どちらが正しいか白黒はっきりさせようとはせず、そんな考え方もあるのか、と別の視点として受け入れるのです。

世の中には答えが無数にあって、けっして1つではありません。物事は白黒つけられないものばかりなのです。そういった広い視野をもつことが、自分を追い詰めず、うつのリスクからも遠ざけてくれます。

男性ホルモンは男にとっても女にとっても若さの源

男性ホルモンの減少も、70代になったら顕著になってきます。男性ホルモンが減少すると、性機能が衰えるということは多くの人がわかっていると思いますが、それ以外にもさまざまな面に影響を及ぼします。

まず、人づき合いがおっくうになります。男性ホルモンが少なくなると、女性に対してだけではなく、男性も含めたすべての人に対して関心が薄れていくのです。結果、人づき合い全般に意欲を失います。

これは、女性にとっても同じことが言えます。女性は閉経後に男性ホルモンが増加することがわかってきましたが、それによって活動的で、社交的になっていく人も見受けられます。

以前はさほど社交的ではなかった女性が、60代になって自由な時間ができたこともあって、友達同士で外出したり、新しい習い事を始めたりなど、毎日を生き生きと生活していることがあります。一方、退職した男性は家でゴロゴロしているというケースもよくあるものです。こういった男性と女性の行動の変化は、男性ホルモンの増減が影響していると言ってもいいと思います。

最近の研究では、男性ホルモンが多いと、「人にやさしくなる」ということもわかってきました。男性ホルモンというと、攻撃性をイメージしますが、どうやら他者に対してやさしくなる傾向があるのです。

よく、弱者救済を訴える政治家が、実は不倫をしていて、「言っていることと、やっていることが違うではないか」と叩かれることがありますが、男性ホルモンの観点からはとても合点のいくことです。

他者に対してやさしい視点を持つのは男性ホルモンが多いからであり、だからこそ、恋愛にも積極的であるというわけです。

このほかにも意外に知られていませんが、男性ホルモンの減少は、記憶力や判断力の低下ももたらします。

結局、男性ホルモンの減少は、他者へかかわろうという気持ちを萎えさせ、好奇心や意欲といった生き生きとした部分、はつらつとした部分をその人から失わせてしまいます。

身体を動かそうという意欲もなくなりますので、運動機能の面でも老化を招くことになります。

日本人の男性高齢者の場合はこの男性ホルモンのレベルが低く、たぶん、70代の人の8割くらいが不足している状態ではないかと私は臨床経験のなかで感じています。

男性ホルモンを維持する生活については第2章で述べましたので、ここでは、ホルモン補充療法について少し触れたいと思います。これは、足りなくなった男性ホルモンを、薬によって体内に補充するというものです。70代の患者さんに少し足しただけでも、見違えるように元気になって、物忘れも治ったりします。

これまで認知症とみられていた人も、男性ホルモンの補充か、うつの薬を飲むことで症状がよくなる人が半分以上いるのではないかと私は考えています。

ホルモン補充療法についてはこれまで、副作用でハゲるのではないか、前立腺に悪い影響があるのではないか、凶暴になるのではないかと、いろいろと心配されていましたが、新しい治療では副作用の心配もほとんどいらなくなりました。

ただ、すべてが保険適用になりませんので、費用はそれなりにかかります。しかし、私から見れば、エビデンスのない健康食品に月に数万円もかける人もいますから、それに比べたらはるかに効果があると思います。

また、日本では高齢者にとっての性はタブーのように扱われがちですが、いつまでも性に対する意識を持ち続けることも大切です。「年甲斐もなく」などと考えて、自らを枯れた老人にしないでください。

欧米では、いくつになっても異性に対して、もてたいと思うのは普通のことです。性に対する興味、関心を持ち続けることは生物として当たり前のことであり、それが男性ホルモンの維持にもっとも有効です。男性ホルモンこそ、若さの源なのです。

歳をとってやさしくなることが、幸せへの近道

幸せな老後とは何か、その答えは人それぞれでしょう。長年、高齢者医療に携わってきた私にとっては、豊かな人間関係こそが、晩年を幸せなものにする要素だと考えています。

入院している高齢者の方のなかにも、いつも見舞客が訪れ、多くの人から慕われている人がいるものです。見舞客に囲まれた患者さんの顔をのぞくと、そんなときはいつも、なんとも言えない幸せそうな表情をしているものです。

そうかと思えば、家族とも疎遠で、友人も少ないようで、見舞客がほとんど来ない高齢者の方もいます。

私の以前勤めていた病院では、比較的、社会的地位が高い高齢者の方がたくさん

入院していましたが、そういったことは病室に人が集まるかどうかとはまったく関係ありませんでした。

元社長や元議員だと人脈が広く、人が頻繁に訪れるというわけではありません。むしろ、そのような現役のころ社会的地位が高かった人ほど、意外に老後は寂しいものです。

若いうちに偉くなった人や、上の人に媚を売って偉くなったような人は、特に晩年になると人が集まりません。自分をかわいがってくれた上の人はすでに亡くなっていますし、下の人たちへの配慮も欠けていた場合が多く、部下からの人望がないのです。働いているときは下の人も仕方なくゴマをすっていますが、相手が病院や施設に入って「ただの人」になったとたん、元上司のもとには寄りつかなくなります。

一方で、ごく普通のお仕事をやってきた人でも、現役時代から損得を抜きにして人の面倒を見たり、ずるいことをせず正直に生きてきた人は入院していても、後輩や友人が集まってくるものです。

結局、周囲を顧みず自分のことだけを考えていた人は、そのときは得をするのかもしれませんが、人望を失ったことにあとあと気づくことになります。そのような生き方よりも、少しでも周囲の人を助けてあげよう、面倒を見てあげようと生きるほうが、歳をとってからも人間関係という財産が残るのです。

私は、70代になったら、自分のことだけで生きるのではなく、まわりの人のために尽くす生き方に少し変えていったほうがいいのではないかと考えています。

もちろん、そんな煩わしいことはしたくない。いい歳なのだから人のためになんか生きていられない。自分ひとりで悠々と生きていく。そう考えているのなら、それを否定しようとは思いません。

ただ、まわりの人の助けになろうとして生きている人は、周囲の人に慕われ、人間関係が絶えません。何かと声がかかりますので若々しくいられますし、いざ、困ったことや悩みごとがあるときには相談相手もすぐ見つかります。信頼できる交友関係は、晩年を生き生きと過ごす助けになると私は思っています。

私自身も、若いころはずいぶんと偉そうで、自分のことばかり考えている嫌なやつだったと思います。しかし、高齢者医療の現場に携わってきて、次第に考え方が変わってきました。

結局、多くの高齢者の晩年を見てきて気づかされましたが、肩書やお金持ちかどうかといったことが、その人の人生を決めているわけではないのです。最後はその人が、まわりに対して何をしてきたかが大きいと思います。

私も常に、弱った人、困っている人に寄り添えるようにありたいと思っています し、自分でも歳をとって、そうなってきたと実感しています。

私の本を読んでいただければわかると思いますが、どの本でも、強いもの、権力のあるものには、かなり辛口の批判をしています。一方で、高齢者や貧困層など、社会的に弱い立場にある人の側に立って発言を続けています。

自分も他者にやさしくできるようになってきたと感じることがありますが、そのようなときは、私自身も幸せだとしみじみと感じるものです。

このような生き方を押しつけるわけではありませんが、みなさんも、年齢を重ねることで、他者のためにやさしくするという視点を少しでも取り入れると、大きな満足感が得られるのではないかと思います。

困っている友人のために一肌脱いだり、ちょっとしたボランティアをしてもいいでしょう。働き方自体を、これまでのお金のためから、誰かの助けになることを目的に加えてもいいと思います。そういった他者へのやさしさは、あなたの老後の人間関係を豊かにし、心も満たしてくれるかもしれません。歳をとってやさしくなるということは、老後に幸せになるいちばんの近道なのではないかと私は思っています。

詩想社
新書

詩想社新書発刊に際して

詩想社は平成二十六年二月、「共感」を経営理念に据え創業しました。なぜ人は生きるのかを考えるとき、その答えは千差万別ですが、私たちはその問いに対し、「たった一人の人間が、別の誰かと共感するためである」と考えています。

人は一人であるからこそ、実は一人ではない。そこに深い共感が生まれる——これは、作家・国木田独歩の作品に通底する主題であり、作者の信条でもあります。

私たちも、そのような根源的な部分から発せられる深い共感を求めて出版活動をしてまいります。独歩の短編作品題名から、小社社名を詩想社としたのもそのような思いからです。

くしくもこの時代に生まれ、ともに生きる人々の共感を形づくっていくことを目指して、詩想社新書をここに創刊します。

平成二十六年

詩想社

和田秀樹（わだ　ひでき）

1960年大阪府生まれ。東京大学医学部卒。精神科医。東京大学医学部附属病院精神神経科助手、米国カール・メニンガー精神医学学校国際フェローを経て、現在、和田秀樹こころと体のクリニック院長。高齢者専門の精神科医として、30年以上にわたって、高齢者医療の現場に携わっている。主な著書に『自分が高齢になるということ』（新講社）、『年代別 医学的に正しい生き方』（講談社）、『六十代と七十代 心と体の整え方』（バジリコ）、『「人生100年」老年格差』（詩想社）などがある。

詩想社
― 新書 ―
35

70歳が老化の分かれ道

2021年 6 月25日　第 1 刷発行
2024年11月26日　第29刷発行

著　　者　和田秀樹
発 行 人　金田一一美
発 行 所　株式会社 詩想社
〒151-0073　東京都渋谷区笹塚1―57―5 松吉ビル302
TEL.03-3299-7820　FAX.03-3299-7825
E-mail info@shisosha.com

D　T　P　中央精版印刷株式会社
印刷・製本　中央精版印刷株式会社

ISBN978-4-908170-31-7